Marianne und Reinhard Kopp

Mein liebes Enkelkind

Enkeltagebuch

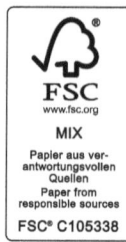

Impressum

Edition GroßelternAkademie

Bibliografische Information der Deutschen Nationalbibliothek:
Die Deutsche Nationalbibliothek verzeichnet diese Publikation in der Deutschen Nationalbibliografie; detaillierte bibliografische Daten sind im Internet über http://dnb.dnb.de abrufbar.
© 2020 Marianne und Reinhard Kopp (i.d.R.)
Herstellung und Verlag: BoD – Books on Demand, Norderstedt
ISBN: 978-3-7504-6185-7

Eine kleine Anleitung

Liebe Großeltern,
nur wenigen von uns ist ein täglicher Kontakt mit den Enkelkindern vergönnt. Viele müssen Entfernungen überwinden, um zur Enkelfamilie zu gelangen. Ganz viele haben überhaupt keinen Kontakt zu ihren Enkeln, die Gründe sind vielfältig. Besonders für solche verlassenen Großeltern haben wir dieses Tagebuch entworfen. Es soll eine Art Kommunikationsersatz sein. Dieses Tagebuch ist, anders als die meisten Tagebücher, dafür gedacht, dass es eines Tages vom Enkelkind gelesen wird. Sie dürfen in Ihrem Nachlass ausdrücklich darauf hinweisen. Auf diese Weise halten Sie von Ihrer Seite eine gekappte Verbindung aufrecht, soweit es Ihnen möglich ist.

Jede Tagebuchseite bietet Ihnen fünf Kategorien. Kreuzen Sie an, worüber Sie schreiben möchten und legen Sie dann los.

Was ich Dir gerne erzählen würde
Von Ihren Großeltern oder von Ihrer Hochzeit. Berichten Sie auch von alltäglichen Geschehnissen. Wie es in der Schule zuging oder in der Ausbildung...

Was ich Dir gerne zeigen würde
Vielleicht einen Ort, der Ihnen und Ihren Kindern viel bedeutet hat? Beschreiben Sie ihn, malen Sie ihn ins Tagebuch oder kleben Sie ein Bild ein. Eventuell gehören auch andere »Schätze« dazu, wie eine Briefmarkensammlung, eine Münzsammlung o.ä. Schreiben Sie ins Tagebuch, was Ihnen diese Sammlung bedeutet, wie Sie darauf kamen, eine solche Sammlung anzulegen oder vielleicht haben Sie diese geerbt und würden Sie gerne an die junge Generation weiterreichen. Vielleicht beherrschen Sie

ein Handwerk und würden dem Enkel, der Enkelin gerne manchen Handgriff zeigen, denn wer selbst etwas werkeln kann, ist gut dran im Leben.

Was ich Dir gerne kochen/backen würde
In jeder Familie gibt es Gerichte, die sind legendär, die kann nur Oma so gut zubereiten. Kartoffelsalat, ein Braten, der Käsekuchen oder die Cremespeise erinnern an Sonntagsessen, Geburtstagsfeiern oder den Heiligen Abend. Schreiben Sie das Rezept auf, schreiben Sie, wer Ihnen dieses Gericht beigebracht hat. Vielleicht erinnern Sie auch noch besondere Anlässe, an denen Sie solches Essen servierten. Vielleicht fällt Ihnen auch noch was Lustiges ein, angebrannte Mahlzeiten oder Salz und Zucker verwechselt. All das gehört zu »Kochgeschichten« aus der Familie.

Was ich gerne mit Dir unternehmen würde
Erlebnisse bleiben erst recht in der Erinnerung, wenn wir sie teilen dürfen. Gemeinsames Wandern oder der gemeinsame Museumsbesuch sind besonders schön, wenn man sich darüber gleich austauschen kann. Der Besuch des Stadtfestes, ein Weihnachtsmarktbesuch, eine Wanderung durch die Natur, ein gemeinsames Wochenende. Beschreiben Sie das alles, als würden Sie es wirklich miteinander unternehmen.

Wovon ich träume
Das wissen Sie am besten! Malen Sie sich im Tagebuch aus, was wäre wenn… Wenn Sie die Enkel öfter sehen könnten, wenn Sie überhaupt wieder Kontakt haben dürften.

Sie werden merken, Schreiben befreit. Beim Aufschreiben relativiert sich manches Ereignis. Tagebuchschreiber reflektieren sich stets selbst, erkennen die eigenen Stärken und Schwächen und bewerten manches objektiver. Vom Gehirn über den

Arm, die Hand, in den Stift und dann aufs Papier. Gedanken werden zu Buchstaben, werden zu Worten, die Seiten füllen und uns die Bitterkeit über die Situation nehmen, auch wenn Trauer und Wehmut bleiben.

Falls Sie in der glücklichen Lage sind, ein gutes Verhältnis zu Kindern und Enkeln zu pflegen, sollten trotzdem Sie ein Tagebuch für die Enkel schreiben. Es gibt vieles, das beim Gespräch überhört wird, untergeht oder vergessen wird. Was aufgeschrieben wurde, bleibt.

Liebe Tagebuchschreiber, jeder von uns möchte etwas Bleibendes hinterlassen. So ein Tagebuch könnte dazu gehören. Mit Omas/ Opas Handschrift. (»Sieh mal, die haben ja komische Buchstaben geschrieben«), das sind dann Raritäten, Dokumente, die Ihre Enkel womöglich den Urenkeln weiterreichen. Was kann uns Besseres geschehen?

Unser ganz persönlicher Tipp: Liebe Oma, lieber Opa, wie wäre es, wenn Sie dieses Enkeltagebuch gemeinsam gestalten?

Mein liebes Enkelkind

1. Januar

In der Gegenwart richtig leben heißt, das Gestern nicht zu vergessen und heute schon an morgen zu denken.

☐ Was ich Dir gerne erzählen würde
☐ Was ich Dir gerne zeigen würde
☐ Was ich Dir gerne kochen/backen würde
☐ Was ich gerne mit Dir unternehmen würde
☐ Wovon ich träume

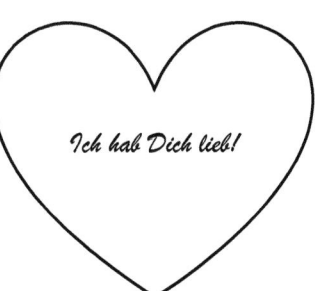

Ich hab Dich lieb!

Mein liebes Enkelkind

2. Januar

Enkeln seine Zeit zu schenken ist keine Frage der Terminplanung, sondern eine der persönlichen Einstellung.

☐ Was ich Dir gerne erzählen würde
☐ Was ich Dir gerne zeigen würde
☐ Was ich Dir gerne kochen/backen würde
☐ Was ich gerne mit Dir unternehmen würde
☐ Wovon ich träume

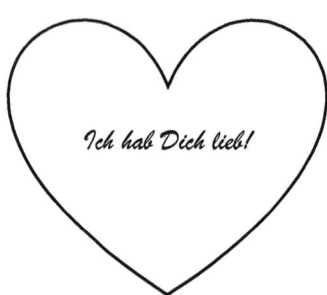

Ich hab Dich lieb!

Mein liebes Enkelkind

3. Januar

Frei nach dem Motto einer bekannten Lotterie dürfen wir jedem Enkelkind sagen: »Du bist ein Gewinn!«

☐ Was ich Dir gerne erzählen würde
☐ Was ich Dir gerne zeigen würde
☐ Was ich Dir gerne kochen/backen würde
☐ Was ich gerne mit Dir unternehmen würde
☐ Wovon ich träume

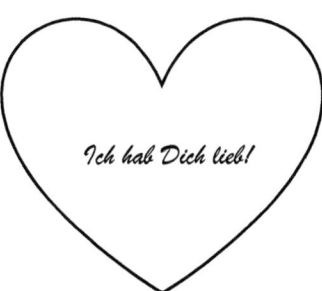

Ich hab Dich lieb!

Mein liebes Enkelkind

4. Januar

Auch wenn wir Zeit, Muße und Gelassenheit haben, uns den Enkeln zu widmen, sollten wir uns dennoch vor Überforderung schützen und unsere Bedürfnisse nach Erholung und Freizeit der Elterngeneration unmissverständlich klarmachen.

☐ Was ich Dir gerne erzählen würde
☐ Was ich Dir gerne zeigen würde
☐ Was ich Dir gerne kochen/backen würde
☐ Was ich gerne mit Dir unternehmen würde
☐ Wovon ich träume

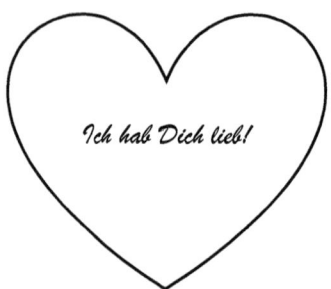

Ich hab Dich lieb!

Mein liebes Enkelkind

5. Januar

Zuhören, Zeit haben, Nähe, Aufrichtigkeit, Ehrlichkeit, Echtheit, Verständnis und Hoffnung – alles Begriffe, die im Zusammenhang mit »trösten« stehen.

☐ Was ich Dir gerne erzählen würde
☐ Was ich Dir gerne zeigen würde
☐ Was ich Dir gerne kochen/backen würde
☐ Was ich gerne mit Dir unternehmen würde
☐ Wovon ich träume

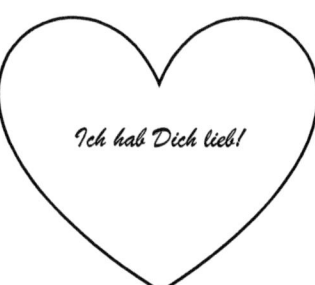

Ich hab Dich lieb!

Mein liebes Enkelkind

6. Januar

Knüpfen Sie Ihre Zuneigung zu Kindern oder Enkeln nie an Bedingungen, wie Verhalten oder Leistung; stellen Sie sich mal vor, Ihre Kinder und Enkel täten das auch bei Ihnen.

☐ Was ich Dir gerne erzählen würde
☐ Was ich Dir gerne zeigen würde
☐ Was ich Dir gerne kochen/backen würde
☐ Was ich gerne mit Dir unternehmen würde
☐ Wovon ich träume

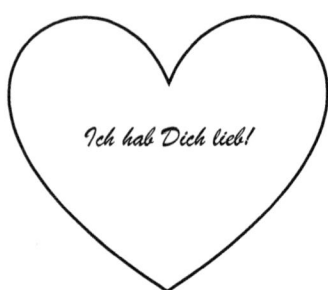

Ich hab Dich lieb!

Mein liebes Enkelkind

7. Januar

Nicht der Geldbeutel soll das Kriterium unserer Beliebtheit sein, als vielmehr unser gutes Vorbild.

☐ Was ich Dir gerne erzählen würde
☐ Was ich Dir gerne zeigen würde
☐ Was ich Dir gerne kochen/backen würde
☐ Was ich gerne mit Dir unternehmen würde
☐ Wovon ich träume

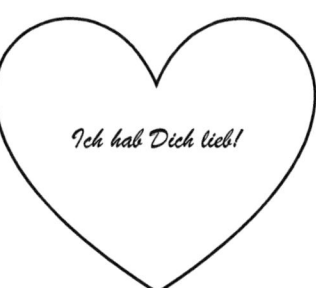

Ich hab Dich lieb!

Mein liebes Enkelkind

8. Januar

Unser Erfahrungsschatz darf uns nicht zu Besserwissern machen, zu klugen Menschen aber schon.

☐ Was ich Dir gerne erzählen würde
☐ Was ich Dir gerne zeigen würde
☐ Was ich Dir gerne kochen/backen würde
☐ Was ich gerne mit Dir unternehmen würde
☐ Wovon ich träume

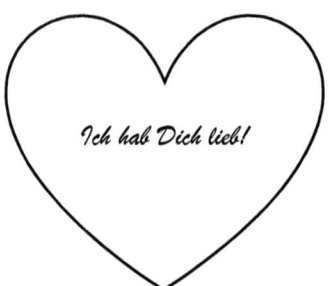

Ich hab Dich lieb!

Mein liebes Enkelkind

9. Januar

Wir wollen lieber abwarten, statt erwarten; abwarten heißt, geduldig und gelassen zu sein, erwarten, ungeduldig zu fordern.

☐ Was ich Dir gerne erzählen würde
☐ Was ich Dir gerne zeigen würde
☐ Was ich Dir gerne kochen/backen würde
☐ Was ich gerne mit Dir unternehmen würde
☐ Wovon ich träume

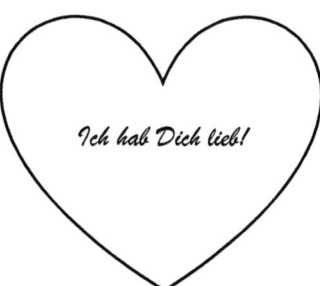

Ich hab Dich lieb!

Mein liebes Enkelkind

10. Januar

Sind Sie Wegweiser oder Wegbegleiter? Wegweiser geben Orientierung, Begleiter sind mit unterwegs.

☐ Was ich Dir gerne erzählen würde
☐ Was ich Dir gerne zeigen würde
☐ Was ich Dir gerne kochen/backen würde
☐ Was ich gerne mit Dir unternehmen würde
☐ Wovon ich träume

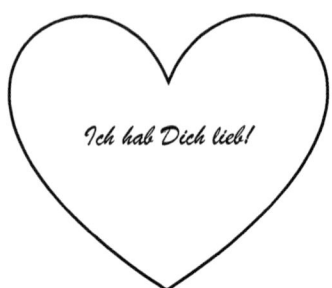

Mein liebes Enkelkind

11. Januar

Suchen Sie sich innerhalb der Familie ein Alleinstellungsmerkmal und Sie werden gebraucht, wenn Sie daraus keine Alleinherrschaft machen.

☐ Was ich Dir gerne erzählen würde
☐ Was ich Dir gerne zeigen würde
☐ Was ich Dir gerne kochen/backen würde
☐ Was ich gerne mit Dir unternehmen würde
☐ Wovon ich träume

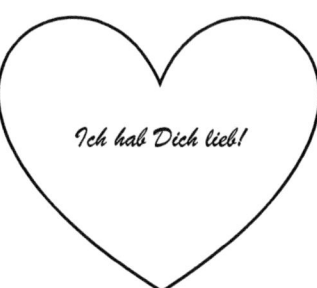

Ich hab Dich lieb!

Mein liebes Enkelkind

12. Januar

Unsere Enkel brauchen keine perfekten, jedoch authentische Großeltern, die ihre Fehler und Schwächen genauso kennen, wie ihre Vorzüge. Solche Großeltern haben es nicht nötig, an der jungen Generation herumzunörgeln.

☐ Was ich Dir gerne erzählen würde
☐ Was ich Dir gerne zeigen würde
☐ Was ich Dir gerne kochen/backen würde
☐ Was ich gerne mit Dir unternehmen würde
☐ Wovon ich träume

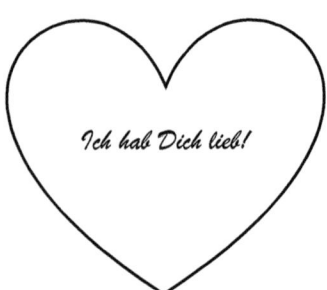

Mein liebes Enkelkind

13. Januar

Rückwärtsgewandt lebt, wer die Vergangenheit anstatt als Erfahrungspool, als unabänderliches Manifest versteht. Manifestiertes glorifiziert sich, lässt uns auf der Stelle treten und macht uns glauben, die Zukunft läge in der Vergangenheit.

☐ Was ich Dir gerne erzählen würde
☐ Was ich Dir gerne zeigen würde
☐ Was ich Dir gerne kochen/backen würde
☐ Was ich gerne mit Dir unternehmen würde
☐ Wovon ich träume

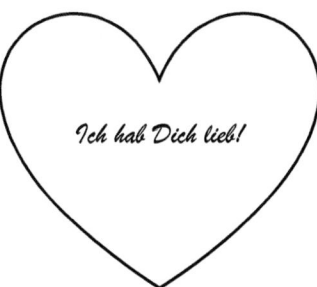

Mein liebes Enkelkind

14. Januar

Wenn bei uns das Wort »Erwartung« mit Druck, statt mit Möglichkeit gleichzusetzen ist, machen wir etwas falsch.

☐ Was ich Dir gerne erzählen würde
☐ Was ich Dir gerne zeigen würde
☐ Was ich Dir gerne kochen/backen würde
☐ Was ich gerne mit Dir unternehmen würde
☐ Wovon ich träume

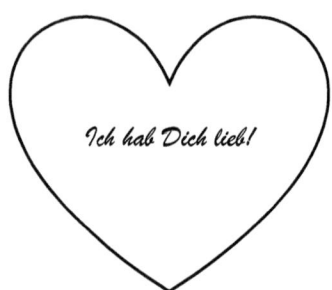

Ich hab Dich lieb!

Mein liebes Enkelkind

15. Januar

Enkelstolz soll nicht unser Ego füttern, sondern das Selbstwertgefühl der jungen Generation.

☐ Was ich Dir gerne erzählen würde
☐ Was ich Dir gerne zeigen würde
☐ Was ich Dir gerne kochen/backen würde
☐ Was ich gerne mit Dir unternehmen würde
☐ Wovon ich träume

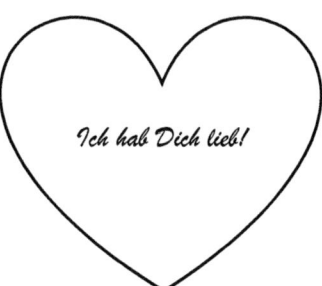

Mein liebes Enkelkind

16. Januar

Auch wenn es mal knirscht im Familiengefüge, es liegt bei uns, ob die Verbindung abreißt.

☐ Was ich Dir gerne erzählen würde
☐ Was ich Dir gerne zeigen würde
☐ Was ich Dir gerne kochen/backen würde
☐ Was ich gerne mit Dir unternehmen würde
☐ Wovon ich träume

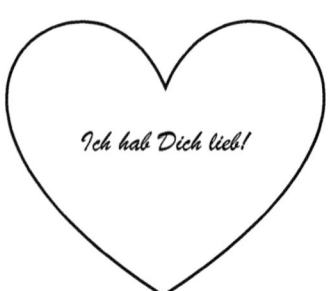

Mein liebes Enkelkind

17. Januar

Nachhaltigkeit zu leben heißt: die Bedürfnisse der gegenwärtigen Generation zu befriedigen, ohne dabei die Bedürfnisse der künftigen Generationen zu gefährden.

☐ Was ich Dir gerne erzählen würde
☐ Was ich Dir gerne zeigen würde
☐ Was ich Dir gerne kochen/backen würde
☐ Was ich gerne mit Dir unternehmen würde
☐ Wovon ich träume

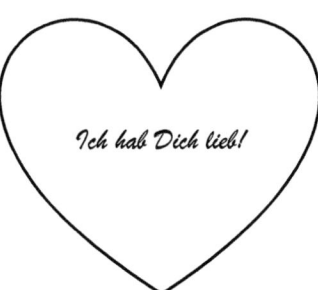

Mein liebes Enkelkind

18. Januar

Wer seine Kinder verlieren will, muss sie festhalten.

☐ Was ich Dir gerne erzählen würde
☐ Was ich Dir gerne zeigen würde
☐ Was ich Dir gerne kochen/backen würde
☐ Was ich gerne mit Dir unternehmen würde
☐ Wovon ich träume

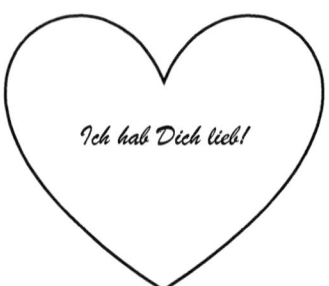

Mein liebes Enkelkind

19. Januar

Respektieren Sie Grenzen, die Ihre Kinder setzen.

☐ Was ich Dir gerne erzählen würde
☐ Was ich Dir gerne zeigen würde
☐ Was ich Dir gerne kochen/backen würde
☐ Was ich gerne mit Dir unternehmen würde
☐ Wovon ich träume

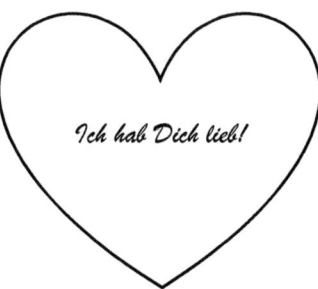

Mein liebes Enkelkind

20. Januar

Vermitteln Sie Ihren Kindern das Gefühl, es sei gut zu wissen, dass es Sie gibt.

☐ Was ich Dir gerne erzählen würde
☐ Was ich Dir gerne zeigen würde
☐ Was ich Dir gerne kochen/backen würde
☐ Was ich gerne mit Dir unternehmen würde
☐ Wovon ich träume

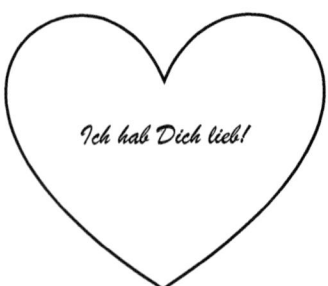

Mein liebes Enkelkind

21. Januar

Wer Orientierung hat, kommt besser durchs Leben.

☐ Was ich Dir gerne erzählen würde
☐ Was ich Dir gerne zeigen würde
☐ Was ich Dir gerne kochen/backen würde
☐ Was ich gerne mit Dir unternehmen würde
☐ Wovon ich träume

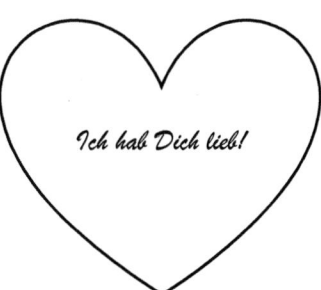

Ich hab Dich lieb!

Mein liebes Enkelkind

22. Januar

Wohlwollend zu sein heißt, mit Güte und Offenheit zu agieren.

☐ Was ich Dir gerne erzählen würde
☐ Was ich Dir gerne zeigen würde
☐ Was ich Dir gerne kochen/backen würde
☐ Was ich gerne mit Dir unternehmen würde
☐ Wovon ich träume

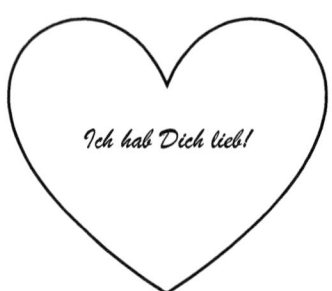

Ich hab Dich lieb!

Mein liebes Enkelkind

23. Januar

Wer Zuhören gelernt hat, kann seinen Enkelkindern eine unschätzbare Hilfe und wertvolle Begleitung sein.

☐ Was ich Dir gerne erzählen würde
☐ Was ich Dir gerne zeigen würde
☐ Was ich Dir gerne kochen/backen würde
☐ Was ich gerne mit Dir unternehmen würde
☐ Wovon ich träume

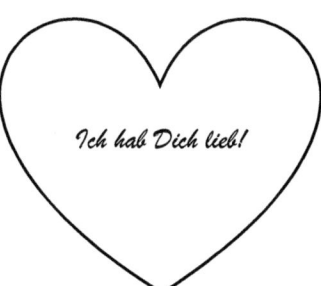

Ich hab Dich lieb!

Mein liebes Enkelkind

24. Januar

Wenn das Enkelkind nicht nach unseren Vorstellungen gerät, sollten wir unsere Vorstellungen überprüfen.

☐ Was ich Dir gerne erzählen würde
☐ Was ich Dir gerne zeigen würde
☐ Was ich Dir gerne kochen/backen würde
☐ Was ich gerne mit Dir unternehmen würde
☐ Wovon ich träume

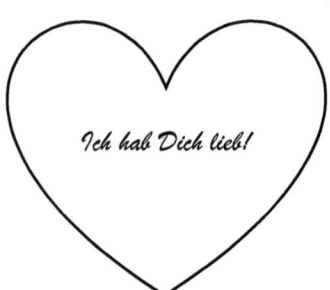

Mein liebes Enkelkind

25. Januar

Innerhalb klarer Grenzen können wir ein weites Herz haben.

- ☐ Was ich Dir gerne erzählen würde
- ☐ Was ich Dir gerne zeigen würde
- ☐ Was ich Dir gerne kochen/backen würde
- ☐ Was ich gerne mit Dir unternehmen würde
- ☐ Wovon ich träume

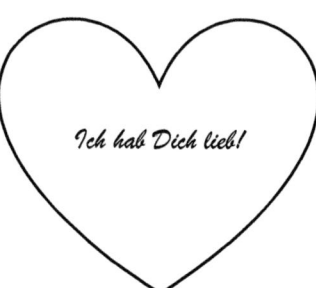
Ich hab Dich lieb!

Mein liebes Enkelkind

26. Januar

Es ändert sich was, wenn wir bei uns beginnen.

☐ Was ich Dir gerne erzählen würde
☐ Was ich Dir gerne zeigen würde
☐ Was ich Dir gerne kochen/backen würde
☐ Was ich gerne mit Dir unternehmen würde
☐ Wovon ich träume

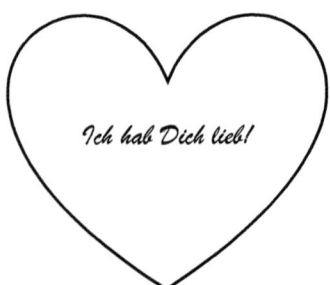

Mein liebes Enkelkind

27. Januar

Wenn Sie in Kindern und Enkeln Ihren einzigen Lebenssinn sehen besteht die Gefahr, dass Sie in Ihrer Familie zum fünften Rad am Wagen werden, denn Menschen, die klammern, sind unbeliebt.

☐ Was ich Dir gerne erzählen würde
☐ Was ich Dir gerne zeigen würde
☐ Was ich Dir gerne kochen/backen würde
☐ Was ich gerne mit Dir unternehmen würde
☐ Wovon ich träume

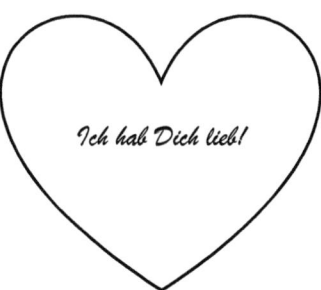

Mein liebes Enkelkind

28. Januar

Durch kluges Schweigen finden wir oft mehr Gehör.

☐ Was ich Dir gerne erzählen würde
☐ Was ich Dir gerne zeigen würde
☐ Was ich Dir gerne kochen/backen würde
☐ Was ich gerne mit Dir unternehmen würde
☐ Wovon ich träume

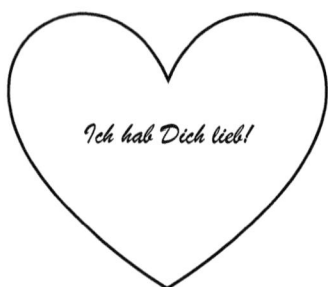

Ich hab Dich lieb!

Mein liebes Enkelkind

29. Januar

Ein Vertrauensvorschuss ist keine Fehlinvestition.

☐ Was ich Dir gerne erzählen würde
☐ Was ich Dir gerne zeigen würde
☐ Was ich Dir gerne kochen/backen würde
☐ Was ich gerne mit Dir unternehmen würde
☐ Wovon ich träume

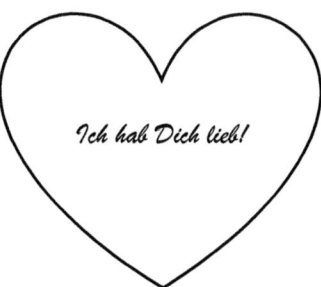

Ich hab Dich lieb!

Mein liebes Enkelkind

30. Januar

... sich zu hinterfragen ist klug, sich anzuzweifeln, unklug.

☐ Was ich Dir gerne erzählen würde
☐ Was ich Dir gerne zeigen würde
☐ Was ich Dir gerne kochen/backen würde
☐ Was ich gerne mit Dir unternehmen würde
☐ Wovon ich träume

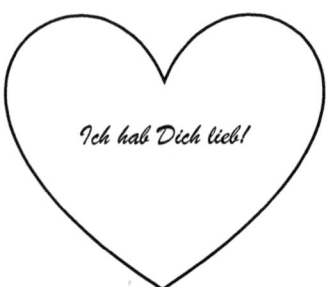

Ich hab Dich lieb!

Mein liebes Enkelkind

31. Januar

Auch wenn wir vieles kennen und wissen, sollten wir stets bereit sein, dazuzulernen – auch von unsern Enkeln.

☐ Was ich Dir gerne erzählen würde
☐ Was ich Dir gerne zeigen würde
☐ Was ich Dir gerne kochen/backen würde
☐ Was ich gerne mit Dir unternehmen würde
☐ Wovon ich träume

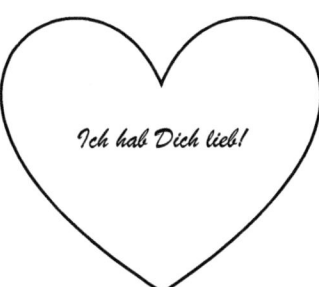

Ich hab Dich lieb!

Mein liebes Enkelkind

1. Februar

Wer selbst noch aktiv ist, wird nicht auf die unausgesetzte Zuwendung und Zuneigung der Kinder und Enkel pochen.

☐ Was ich Dir gerne erzählen würde
☐ Was ich Dir gerne zeigen würde
☐ Was ich Dir gerne kochen/backen würde
☐ Was ich gerne mit Dir unternehmen würde
☐ Wovon ich träume

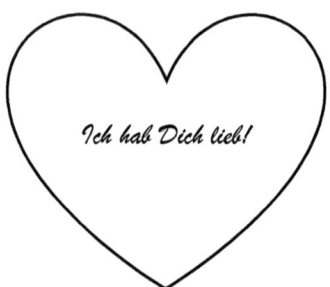

Ich hab Dich lieb!

Mein liebes Enkelkind

2. Februar

Wenn Ihr Leben ein erfülltes ist, ein selbst bestimmtes und nicht abhängiges oder abwartendes in Bezug auf die Enkel, wird man Sie gerne um einen Gefallen bitten, Ihnen Kinder anvertrauen, Ihren Rat brauchen.

☐ Was ich Dir gerne erzählen würde
☐ Was ich Dir gerne zeigen würde
☐ Was ich Dir gerne kochen/backen würde
☐ Was ich gerne mit Dir unternehmen würde
☐ Wovon ich träume

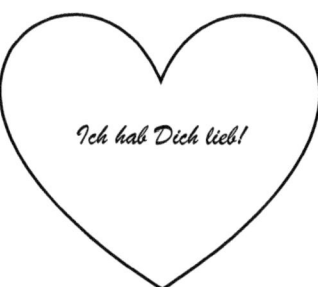

Mein liebes Enkelkind

3. Februar

Kompromissbereitschaft ist unsere Königsdisziplin und der Nährboden, auf dem Vertrauen wächst.

☐ Was ich Dir gerne erzählen würde
☐ Was ich Dir gerne zeigen würde
☐ Was ich Dir gerne kochen/backen würde
☐ Was ich gerne mit Dir unternehmen würde
☐ Wovon ich träume

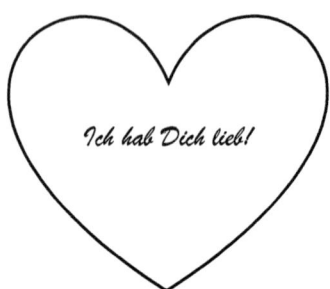

Ich hab Dich lieb!

Mein liebes Enkelkind

4. Februar

Wir sollten nach dem Prinzip leben, uns selber gegenüber konsequent sein, unsern Mitmenschen gegenüber – und dazu zählen vor allem die Enkel – tolerant. Und nicht umgekehrt.

☐ Was ich Dir gerne erzählen würde
☐ Was ich Dir gerne zeigen würde
☐ Was ich Dir gerne kochen/backen würde
☐ Was ich gerne mit Dir unternehmen würde
☐ Wovon ich träume

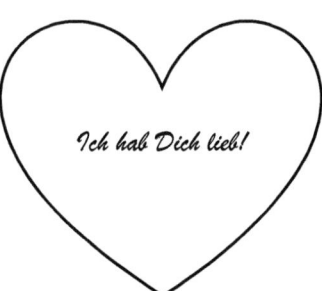

Ich hab Dich lieb!

Mein liebes Enkelkind

5. Februar

Investieren wir Kraft und Zeit in die Enkel, investieren wir damit in unser aller Zukunft. Das ist auch ein Aspekt der Nachhaltigkeit.

- ☐ Was ich Dir gerne erzählen würde
- ☐ Was ich Dir gerne zeigen würde
- ☐ Was ich Dir gerne kochen/backen würde
- ☐ Was ich gerne mit Dir unternehmen würde
- ☐ Wovon ich träume

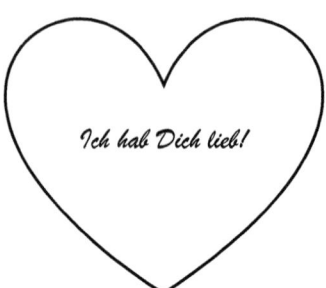

Mein liebes Enkelkind

6. Februar

Wir leisten bundesweit eine große Anzahl Arbeitsstunden bei der Enkelbetreuung und Hilfe im Haushalt unserer Kinder. Das ist nicht nur ein Grund, stolz zu sein, sondern zeigt auch, wie unentbehrlich wir sind!

☐ Was ich Dir gerne erzählen würde
☐ Was ich Dir gerne zeigen würde
☐ Was ich Dir gerne kochen/backen würde
☐ Was ich gerne mit Dir unternehmen würde
☐ Wovon ich träume

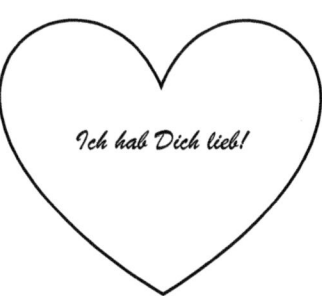
Ich hab Dich lieb!

Mein liebes Enkelkind

7. Februar

Sich zu kümmern heißt weder, sich einzumischen, noch Kindern und Enkeln ihre Verantwortung abzunehmen, sondern meistens ganz einfach: dazusein.

☐ Was ich Dir gerne erzählen würde
☐ Was ich Dir gerne zeigen würde
☐ Was ich Dir gerne kochen/backen würde
☐ Was ich gerne mit Dir unternehmen würde
☐ Wovon ich träume

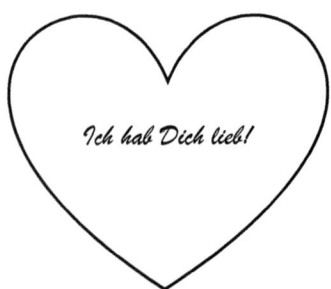
Ich hab Dich lieb!

Mein liebes Enkelkind

8. Februar

Achten wir auf unsere Gesundheit, damit unsere Enkel noch lange was von uns haben.

☐ Was ich Dir gerne erzählen würde
☐ Was ich Dir gerne zeigen würde
☐ Was ich Dir gerne kochen/backen würde
☐ Was ich gerne mit Dir unternehmen würde
☐ Wovon ich träume

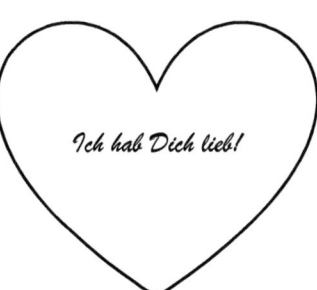

Mein liebes Enkelkind

9. Februar

Es ist ein Unterschied, ob wir Besserwisser sind oder etwas wirklich besser wissen. Die einen mischen sich ungefragt ein, die anderen werden und sind gefragt.

☐ Was ich Dir gerne erzählen würde
☐ Was ich Dir gerne zeigen würde
☐ Was ich Dir gerne kochen/backen würde
☐ Was ich gerne mit Dir unternehmen würde
☐ Wovon ich träume

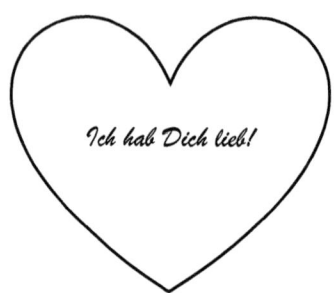

Ich hab Dich lieb!

Mein liebes Enkelkind

10. Februar

Je mehr wir die Enkel in unser Leben lassen, desto mehr steigt unsere Zufriedenheit.
Zufriedene Menschen sind weniger anfällig für Krankheiten oder gesunden schneller.

☐ Was ich Dir gerne erzählen würde
☐ Was ich Dir gerne zeigen würde
☐ Was ich Dir gerne kochen/backen würde
☐ Was ich gerne mit Dir unternehmen würde
☐ Wovon ich träume

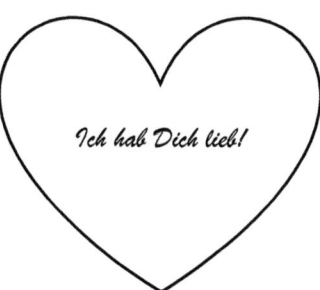

Ich hab Dich lieb!

Mein liebes Enkelkind

11. Februar

Sich zu vergleichen, ob mit Kindern, Enkeln oder anderen Großeltern, macht meistens unzufrieden. Entdecken und nutzen Sie stattdessen Ihre eigenen Potentiale.

☐ Was ich Dir gerne erzählen würde
☐ Was ich Dir gerne zeigen würde
☐ Was ich Dir gerne kochen/backen würde
☐ Was ich gerne mit Dir unternehmen würde
☐ Wovon ich träume

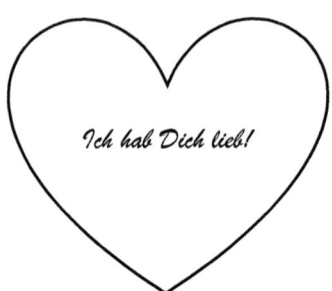

Mein liebes Enkelkind

12. Februar

Ratschläge erteilen wir besser durch Handeln als durch Worte.

☐ Was ich Dir gerne erzählen würde
☐ Was ich Dir gerne zeigen würde
☐ Was ich Dir gerne kochen/backen würde
☐ Was ich gerne mit Dir unternehmen würde
☐ Wovon ich träume

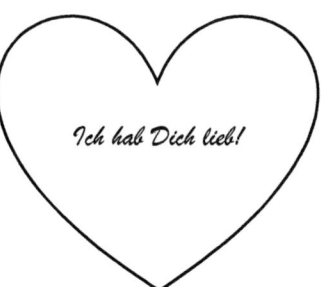

Ich hab Dich lieb!

Mein liebes Enkelkind

13. Februar

Wir sind nicht das Maß aller Dinge, wenn es um die Lebensentwürfe unserer Kinder und Enkel geht. Aber vielleicht werden wir als »Gutachter« gebeten.

☐ Was ich Dir gerne erzählen würde
☐ Was ich Dir gerne zeigen würde
☐ Was ich Dir gerne kochen/backen würde
☐ Was ich gerne mit Dir unternehmen würde
☐ Wovon ich träume

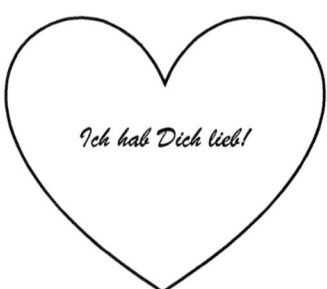
Ich hab Dich lieb!

Mein liebes Enkelkind

14. Februar

Versuchen Sie nicht, am Enkelkind das gutzumachen, was Ihnen mit den eigenen Kindern nicht gelang.

☐ Was ich Dir gerne erzählen würde
☐ Was ich Dir gerne zeigen würde
☐ Was ich Dir gerne kochen/backen würde
☐ Was ich gerne mit Dir unternehmen würde
☐ Wovon ich träume

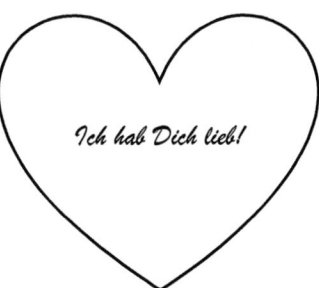

Ich hab Dich lieb!

Mein liebes Enkelkind

15. Februar

Das Miteinander der Generationen erfordert Rücksicht und Nachsicht – auch von uns.

☐ Was ich Dir gerne erzählen würde
☐ Was ich Dir gerne zeigen würde
☐ Was ich Dir gerne kochen/backen würde
☐ Was ich gerne mit Dir unternehmen würde
☐ Wovon ich träume

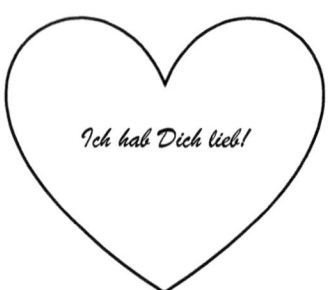
Ich hab Dich lieb!

Mein liebes Enkelkind

16. Februar

Das Leben der Kinder und Enkel ist für uns, wie in einen Spiegel zu schauen. Wenn uns was nicht gefällt, korrigieren wir ja auch nicht am Spiegel.

☐ Was ich Dir gerne erzählen würde
☐ Was ich Dir gerne zeigen würde
☐ Was ich Dir gerne kochen/backen würde
☐ Was ich gerne mit Dir unternehmen würde
☐ Wovon ich träume

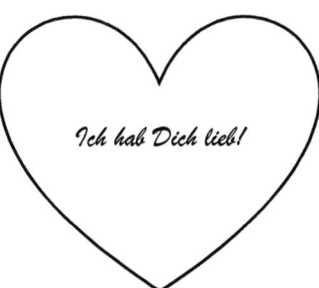

Mein liebes Enkelkind

17. Februar

Wer wissen will, was seine Enkel interessiert, muss sich mit ihnen beschäftigen.

- ☐ Was ich Dir gerne erzählen würde
- ☐ Was ich Dir gerne zeigen würde
- ☐ Was ich Dir gerne kochen/backen würde
- ☐ Was ich gerne mit Dir unternehmen würde
- ☐ Wovon ich träume

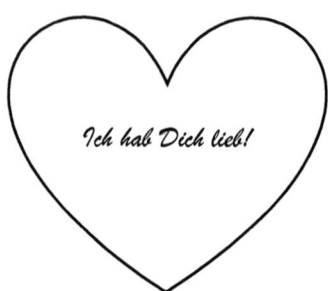

Ich hab Dich lieb!

Mein liebes Enkelkind

18. Februar

Finden Sie täglich 5 Gründe, dankbar zu sein, und die Zufriedenheit lässt nicht lange auf sich warten.

☐ Was ich Dir gerne erzählen würde
☐ Was ich Dir gerne zeigen würde
☐ Was ich Dir gerne kochen/backen würde
☐ Was ich gerne mit Dir unternehmen würde
☐ Wovon ich träume

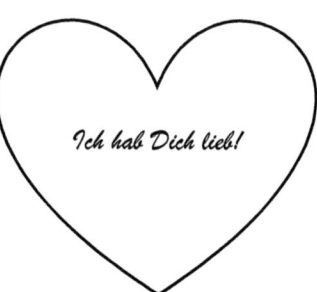

Mein liebes Enkelkind

19. Februar

Ignorieren oder nicht einmischen in Bezug auf die Enkelfamilie ist nicht dasselbe. Ignoranz ist Egoismus, Nichteinmischung aber Klugheit.

☐ Was ich Dir gerne erzählen würde
☐ Was ich Dir gerne zeigen würde
☐ Was ich Dir gerne kochen/backen würde
☐ Was ich gerne mit Dir unternehmen würde
☐ Wovon ich träume

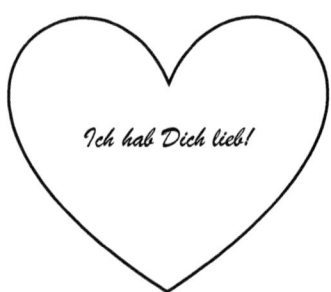

Ich hab Dich lieb!

Mein liebes Enkelkind

20. Februar

Um die kindliche Entwicklung der Enkelkinder zu unterstützen, brauchen wir kein spezielles Förderprogramm. Schon das Einbeziehen in die ganz normalen täglichen Abläufe ist von unschätzbarem Wert.

- ☐ Was ich Dir gerne erzählen würde
- ☐ Was ich Dir gerne zeigen würde
- ☐ Was ich Dir gerne kochen/backen würde
- ☐ Was ich gerne mit Dir unternehmen würde
- ☐ Wovon ich träume

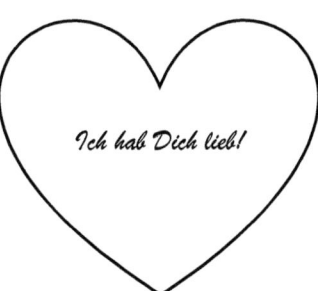

Ich hab Dich lieb!

Mein liebes Enkelkind

21. Februar

Wer sich klug abzugrenzen versteht, verdient Respekt, wer aber Mauern baut und sich dahinter verschanzt, sperrt die andern aus und isoliert sich selbst.

☐ Was ich Dir gerne erzählen würde
☐ Was ich Dir gerne zeigen würde
☐ Was ich Dir gerne kochen/backen würde
☐ Was ich gerne mit Dir unternehmen würde
☐ Wovon ich träume

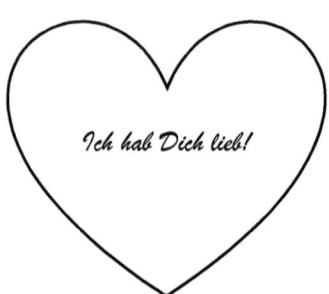

Ich hab Dich lieb!

Mein liebes Enkelkind

22. Februar

Damit unsere Erfahrungen prägend für die Enkel werden, müssen wir sie nicht nur teilen, sondern auch ehrlich bewerten.

☐ Was ich Dir gerne erzählen würde
☐ Was ich Dir gerne zeigen würde
☐ Was ich Dir gerne kochen/backen würde
☐ Was ich gerne mit Dir unternehmen würde
☐ Wovon ich träume

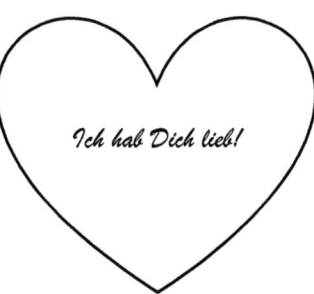

Ich hab Dich lieb!

Mein liebes Enkelkind

23. Februar

Schaffen Sie sich unbedingt persönliche Freiräume innerhalb der Familie, denn es gehört nicht zu unserer »Stellenbeschreibung«, unbegrenzt verfügbar zu sein.

☐ Was ich Dir gerne erzählen würde
☐ Was ich Dir gerne zeigen würde
☐ Was ich Dir gerne kochen/backen würde
☐ Was ich gerne mit Dir unternehmen würde
☐ Wovon ich träume

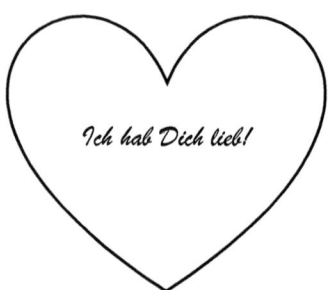

Ich hab Dich lieb!

Mein liebes Enkelkind

24. Februar

Wer keine eigenen Enkel hat, sollte sich welche »leihen«. Es gibt viele Familien, die sich über eine »Leihoma« oder einen »Leihopa« freuen würden.

☐ Was ich Dir gerne erzählen würde
☐ Was ich Dir gerne zeigen würde
☐ Was ich Dir gerne kochen/backen würde
☐ Was ich gerne mit Dir unternehmen würde
☐ Wovon ich träume

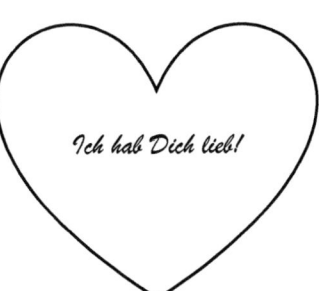

Ich hab Dich lieb!

Mein liebes Enkelkind

25. Februar

An der Vergangenheit können wir nichts mehr ändern, aber am Hier und Heute.

☐ Was ich Dir gerne erzählen würde
☐ Was ich Dir gerne zeigen würde
☐ Was ich Dir gerne kochen/backen würde
☐ Was ich gerne mit Dir unternehmen würde
☐ Wovon ich träume

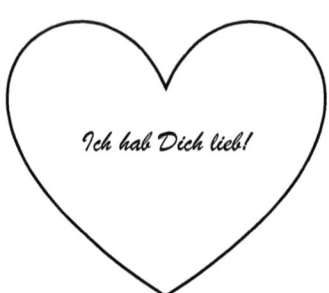

Mein liebes Enkelkind

26. Februar

Vermächtnisse, die sich nicht nur aufs Materielle beziehen, überdauern länger.

- ☐ Was ich Dir gerne erzählen würde
- ☐ Was ich Dir gerne zeigen würde
- ☐ Was ich Dir gerne kochen/backen würde
- ☐ Was ich gerne mit Dir unternehmen würde
- ☐ Wovon ich träume

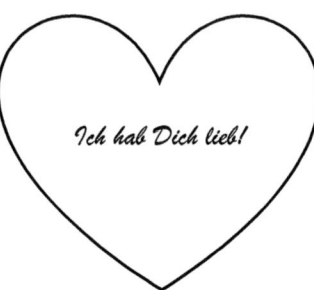

Ich hab Dich lieb!

Mein liebes Enkelkind

27. Februar

Menschen, die von sich behaupten, sie seien fehlerlos, sind nicht beneidens-, sondern bedauernswert.

☐ Was ich Dir gerne erzählen würde
☐ Was ich Dir gerne zeigen würde
☐ Was ich Dir gerne kochen/backen würde
☐ Was ich gerne mit Dir unternehmen würde
☐ Wovon ich träume

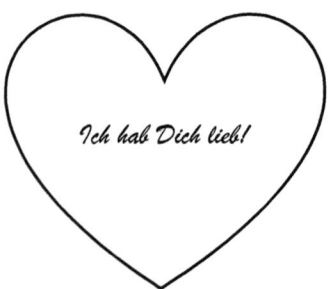

Ich hab Dich lieb!

Mein liebes Enkelkind

28. Februar

Zwischen Gewissenhaftigkeit und Großzügigkeit liegt ein schmaler Grat, auf dem die richtige Balance viel Weisheit erfordert.

☐ Was ich Dir gerne erzählen würde
☐ Was ich Dir gerne zeigen würde
☐ Was ich Dir gerne kochen/backen würde
☐ Was ich gerne mit Dir unternehmen würde
☐ Wovon ich träume

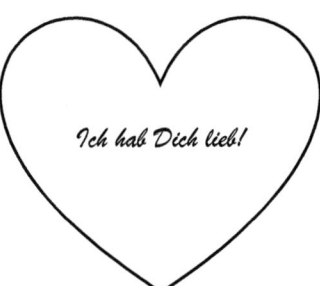

Mein liebes Enkelkind

29. Februar

Es braucht nicht das neueste IPhone, das teuerste Auto oder den größten Flachbildschirm, um bei den Enkeln zu punkten; es reichen schon ein offenes Ohr und warme Worte, etwas, das man für kein Geld der Welt kaufen kann.

☐ Was ich Dir gerne erzählen würde
☐ Was ich Dir gerne zeigen würde
☐ Was ich Dir gerne kochen/backen würde
☐ Was ich gerne mit Dir unternehmen würde
☐ Wovon ich träume

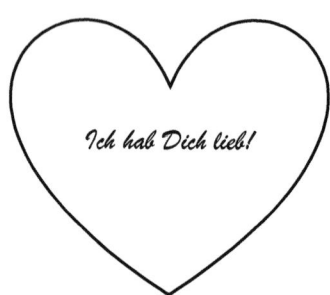

Ich hab Dich lieb!

Mein liebes Enkelkind

1. März

Gewohnheiten sind gut, wenn man auch mal mit ihnen brechen kann.

☐ Was ich Dir gerne erzählen würde
☐ Was ich Dir gerne zeigen würde
☐ Was ich Dir gerne kochen/backen würde
☐ Was ich gerne mit Dir unternehmen würde
☐ Wovon ich träume

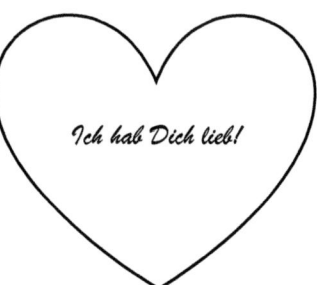

Mein liebes Enkelkind

2. März

Wer lieben kann, ohne auf Gegenliebe zu bestehen, wird meistens mit einer Antwort der Liebe belohnt.

☐ Was ich Dir gerne erzählen würde
☐ Was ich Dir gerne zeigen würde
☐ Was ich Dir gerne kochen/backen würde
☐ Was ich gerne mit Dir unternehmen würde
☐ Wovon ich träume

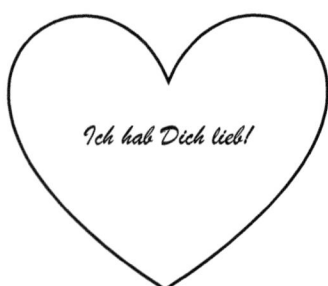

Mein liebes Enkelkind

3. März

Wer sein eigenes Leben nicht im Griff hat, sollte dennoch seine Enkel nicht vernachlässigen, wer weiß, vielleicht löst sich durch die Beschäftigung mit ihnen auch manches unserer Probleme oder relativiert sich.

☐ Was ich Dir gerne erzählen würde
☐ Was ich Dir gerne zeigen würde
☐ Was ich Dir gerne kochen/backen würde
☐ Was ich gerne mit Dir unternehmen würde
☐ Wovon ich träume

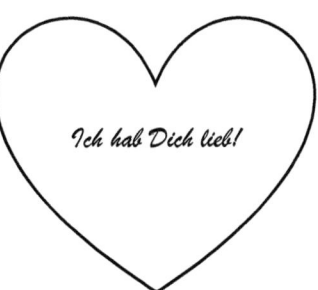

Ich hab Dich lieb!

Mein liebes Enkelkind

4. März

Humor ist wie Salz. Geben Sie stets ein mehr oder weniger großes Quäntchen dazu und schon wird alles genießbar.

☐ Was ich Dir gerne erzählen würde
☐ Was ich Dir gerne zeigen würde
☐ Was ich Dir gerne kochen/backen würde
☐ Was ich gerne mit Dir unternehmen würde
☐ Wovon ich träume

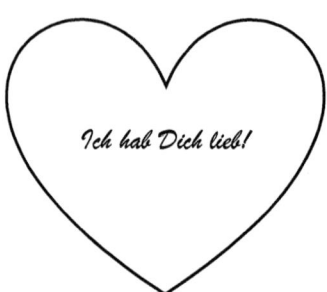

Mein liebes Enkelkind

5. März

Wir dürfen noch immer dazu lernen, uns Wissen aneignen und versuchen, auf dem Laufenden zu bleiben. Nichts ist schlimmer, als Großeltern, die sich von allem, was Fortschritt heißt, abschotten und fernhalten.

- ☐ Was ich Dir gerne erzählen würde
- ☐ Was ich Dir gerne zeigen würde
- ☐ Was ich Dir gerne kochen/backen würde
- ☐ Was ich gerne mit Dir unternehmen würde
- ☐ Wovon ich träume

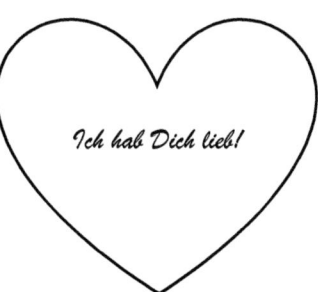

Ich hab Dich lieb!

Mein liebes Enkelkind

6. März

Über Enkelkinder, die uns und unser Tun hinterfragen, sollten wir uns nicht ärgern, sondern es als Anlass nehmen, uns mal wieder zu reflektieren.

☐ Was ich Dir gerne erzählen würde
☐ Was ich Dir gerne zeigen würde
☐ Was ich Dir gerne kochen/backen würde
☐ Was ich gerne mit Dir unternehmen würde
☐ Wovon ich träume

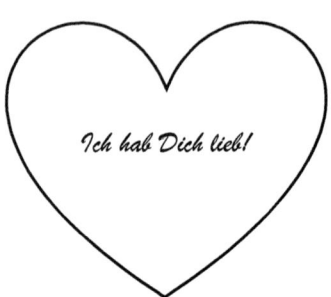

Mein liebes Enkelkind

7. März

Enkel sind auch dazu da, um uns im Alter zu »erden«. Die Enkelgeneration bringt uns auf den Boden der Tatsachen.

☐ Was ich Dir gerne erzählen würde
☐ Was ich Dir gerne zeigen würde
☐ Was ich Dir gerne kochen/backen würde
☐ Was ich gerne mit Dir unternehmen würde
☐ Wovon ich träume

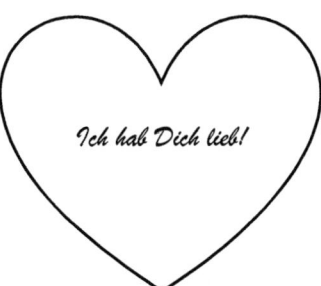

Ich hab Dich lieb!

Mein liebes Enkelkind

8. März

Beweglich im Geist bleibt, wer keine Berührungsängste mit Andersdenkenden hat. Dabei müssen wir uns nicht verbiegen und dürfen trotzdem unseren Standpunkt vertreten.

☐ Was ich Dir gerne erzählen würde
☐ Was ich Dir gerne zeigen würde
☐ Was ich Dir gerne kochen/backen würde
☐ Was ich gerne mit Dir unternehmen würde
☐ Wovon ich träume

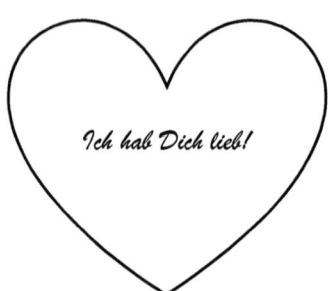

Mein liebes Enkelkind

9. März

Wer in der Gefahr steht sich ständig in das Leben seiner Kinder und Enkel einzumischen, sollte sein eigenes unter die Lupe nehmen und sich fragen: wo liegen meine Defizite, wo meine unerfüllten Wünsche?

☐ Was ich Dir gerne erzählen würde
☐ Was ich Dir gerne zeigen würde
☐ Was ich Dir gerne kochen/backen würde
☐ Was ich gerne mit Dir unternehmen würde
☐ Wovon ich träume

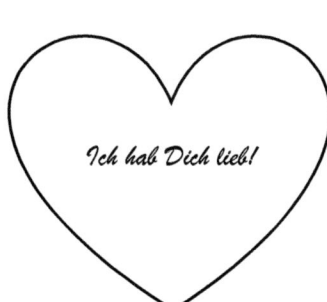

Ich hab Dich lieb!

Mein liebes Enkelkind

10. März

Die einen sagen dies, die andern das; weil die Großelternrolle nicht klar definiert ist (wie beispielsweise die Elternrolle,) wird jeder von uns andere Schwerpunkte in seiner Großelternschaft setzen und damit zur Vielfalt beitragen.

☐ Was ich Dir gerne erzählen würde
☐ Was ich Dir gerne zeigen würde
☐ Was ich Dir gerne kochen/backen würde
☐ Was ich gerne mit Dir unternehmen würde
☐ Wovon ich träume

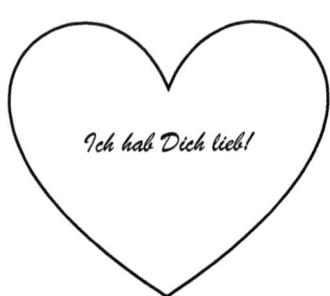

Mein liebes Enkelkind

11. März

Wir können es nicht allen recht machen. Wer damit leben kann, wird es vielen recht machen.

☐ Was ich Dir gerne erzählen würde
☐ Was ich Dir gerne zeigen würde
☐ Was ich Dir gerne kochen/backen würde
☐ Was ich gerne mit Dir unternehmen würde
☐ Wovon ich träume

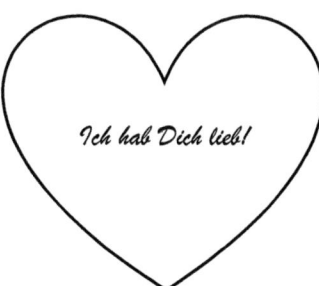

Ich hab Dich lieb!

Mein liebes Enkelkind

12. März

Ermutigen bedeutet nicht, etwas schönzureden. Ermutigen heißt, Mut zu machen zum nächsten Schritt, damit Krisen und Probleme Stück für Stück überwunden oder gelöst werden können.

☐ Was ich Dir gerne erzählen würde
☐ Was ich Dir gerne zeigen würde
☐ Was ich Dir gerne kochen/backen würde
☐ Was ich gerne mit Dir unternehmen würde
☐ Wovon ich träume

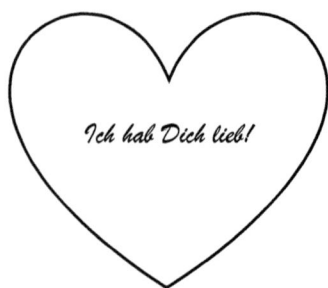

Mein liebes Enkelkind

13. März

Nur noch für sich, statt für Kinder und Enkel verantwortlich zu sein, ist keine legitimierte Form von Egoismus, sondern ein veränderter Lebensfokus, an dem wir unsere Verpflichtungen und Werte neu ordnen müssen.

☐ Was ich Dir gerne erzählen würde
☐ Was ich Dir gerne zeigen würde
☐ Was ich Dir gerne kochen/backen würde
☐ Was ich gerne mit Dir unternehmen würde
☐ Wovon ich träume

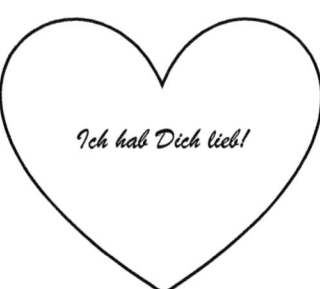

Ich hab Dich lieb!

Mein liebes Enkelkind

14. März

Sollten die Enkel unsere Fehler wiederholen, so wissen wir aus eigener Erfahrung, dass auch sie die richtigen Schlüsse daraus ziehen werden.

☐ Was ich Dir gerne erzählen würde
☐ Was ich Dir gerne zeigen würde
☐ Was ich Dir gerne kochen/backen würde
☐ Was ich gerne mit Dir unternehmen würde
☐ Wovon ich träume

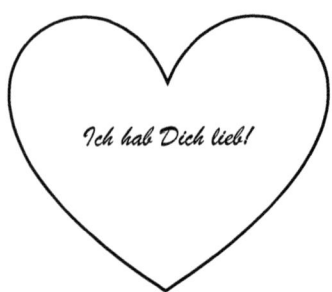

Ich hab Dich lieb!

Mein liebes Enkelkind

15. März

Sollten Ihre Enkel Sie nur zur »Nothaltebucht« machen wollen, nehmen Sie es mit Humor und am besten ohne Verbitterung; so behalten Sie das Heft des Handelns trotzdem in der Hand.

☐ Was ich Dir gerne erzählen würde
☐ Was ich Dir gerne zeigen würde
☐ Was ich Dir gerne kochen/backen würde
☐ Was ich gerne mit Dir unternehmen würde
☐ Wovon ich träume

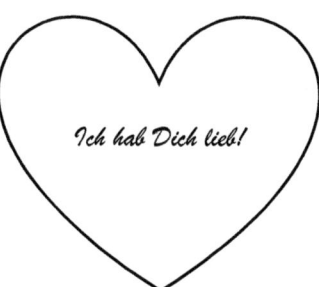

Ich hab Dich lieb!

Mein liebes Enkelkind

16. März

Anders als in der Politik, ist für uns kein Rückzug vorgesehen. Zurücktreten können wir höchstens von der Bahnsteigkante, ansonsten dürfen wir unsere Aufgabe als Oma oder Opa lebenslang ausüben.

☐ Was ich Dir gerne erzählen würde
☐ Was ich Dir gerne zeigen würde
☐ Was ich Dir gerne kochen/backen würde
☐ Was ich gerne mit Dir unternehmen würde
☐ Wovon ich träume

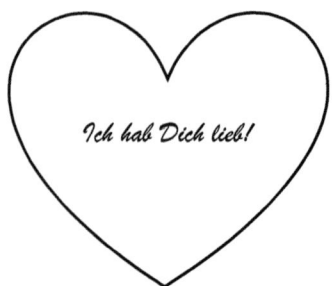

Mein liebes Enkelkind

17. März

Mit der Neugierde ist es wie mit Benzin: bei falscher Anwendung kommt es zu einer Katastrophe.

☐ Was ich Dir gerne erzählen würde
☐ Was ich Dir gerne zeigen würde
☐ Was ich Dir gerne kochen/backen würde
☐ Was ich gerne mit Dir unternehmen würde
☐ Wovon ich träume

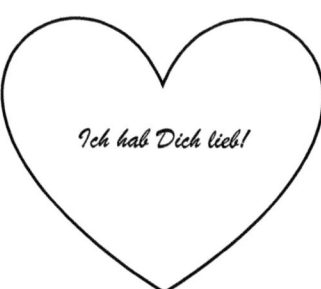

Ich hab Dich lieb!

Mein liebes Enkelkind

18. März

Günstlingswirtschaft in Bezug auf die Enkel ist kein Beweis besonderer großelterlicher Klugheit, sondern im Gegenteil, ein Beweis charakterlicher Armut.

☐ Was ich Dir gerne erzählen würde
☐ Was ich Dir gerne zeigen würde
☐ Was ich Dir gerne kochen/backen würde
☐ Was ich gerne mit Dir unternehmen würde
☐ Wovon ich träume

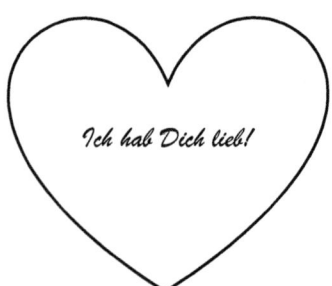

Ich hab Dich lieb!

Mein liebes Enkelkind

19. März

Sich nicht verstellen müssen und trotzdem geliebt sein; dafür ist Familie da – als Ort der Geborgenheit.

☐ Was ich Dir gerne erzählen würde
☐ Was ich Dir gerne zeigen würde
☐ Was ich Dir gerne kochen/backen würde
☐ Was ich gerne mit Dir unternehmen würde
☐ Wovon ich träume

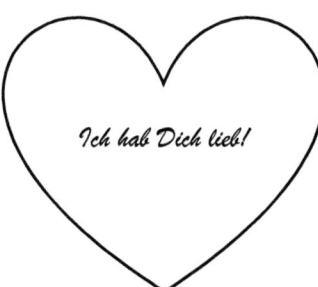

Ich hab Dich lieb!

Mein liebes Enkelkind

20. März

In rechter Weise nein zu sagen, will gelernt sein. Großeltern, die zu allem ja und Amen sagen, machen sich sonst manipulierbar und abhängig.

☐ Was ich Dir gerne erzählen würde
☐ Was ich Dir gerne zeigen würde
☐ Was ich Dir gerne kochen/backen würde
☐ Was ich gerne mit Dir unternehmen würde
☐ Wovon ich träume

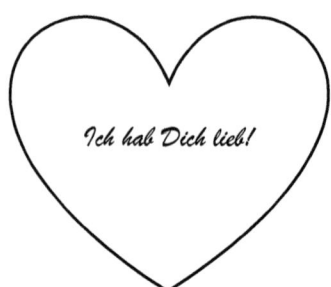

Ich hab Dich lieb!

Mein liebes Enkelkind

21. März

Teppichmuster, von links betrachtet, ergeben wenig Sinn; genauso wie Geschehnisse, die wir aus falschem Blickwinkel bewerten. Vielleicht würde uns ein Perspektivwechsel ein aufschlussreiches Muster bieten.

☐ Was ich Dir gerne erzählen würde
☐ Was ich Dir gerne zeigen würde
☐ Was ich Dir gerne kochen/backen würde
☐ Was ich gerne mit Dir unternehmen würde
☐ Wovon ich träume

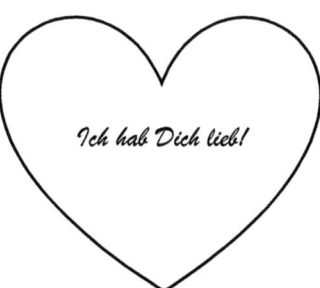

Ich hab Dich lieb!

Mein liebes Enkelkind

22. März

Wann immer sich Ihnen die Gelegenheit bietet, führen Sie Sinn-Gespräche mit Ihren Enkeln, wo Sie davon erzählen, was Ihnen wichtig war und ist im Leben.

☐ Was ich Dir gerne erzählen würde
☐ Was ich Dir gerne zeigen würde
☐ Was ich Dir gerne kochen/backen würde
☐ Was ich gerne mit Dir unternehmen würde
☐ Wovon ich träume

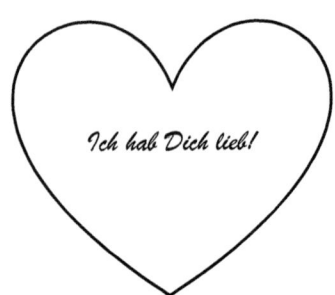

Ich hab Dich lieb!

Mein liebes Enkelkind

23. März

Brechen Sie nie den Kontakt zu Ihren Kindern ab, es kostet Sie die Enkelkinder.

☐ Was ich Dir gerne erzählen würde
☐ Was ich Dir gerne zeigen würde
☐ Was ich Dir gerne kochen/backen würde
☐ Was ich gerne mit Dir unternehmen würde
☐ Wovon ich träume

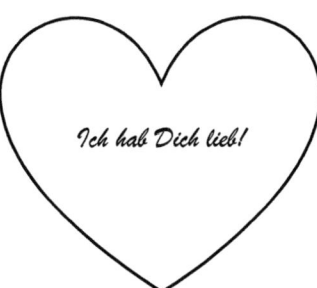

Mein liebes Enkelkind

24. März

Wichtig ist nicht, dass wir etwas darstellen, wichtig ist nur, dass wir da sind.

☐ Was ich Dir gerne erzählen würde
☐ Was ich Dir gerne zeigen würde
☐ Was ich Dir gerne kochen/backen würde
☐ Was ich gerne mit Dir unternehmen würde
☐ Wovon ich träume

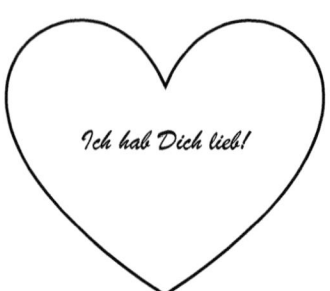

Mein liebes Enkelkind

25. März

Kindern und Enkeln jedes Hindernis aus dem Weg räumen zu wollen hieße, sie zu verantwortungslosen Menschen zu formen.

☐ Was ich Dir gerne erzählen würde
☐ Was ich Dir gerne zeigen würde
☐ Was ich Dir gerne kochen/backen würde
☐ Was ich gerne mit Dir unternehmen würde
☐ Wovon ich träume

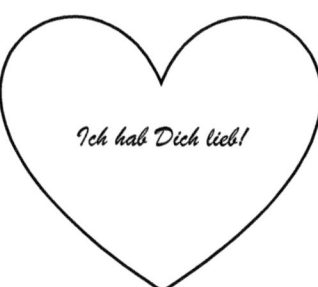

Ich hab Dich lieb!

Mein liebes Enkelkind

26. März

Dass die Kinder es einmal besser haben sollen als wir ist nur dann ein löblicher Vorsatz, wenn wir ihn nicht diktatorisch handhaben. Ansonsten wird er zum Fluch für alle Beteiligten.

☐ Was ich Dir gerne erzählen würde
☐ Was ich Dir gerne zeigen würde
☐ Was ich Dir gerne kochen/backen würde
☐ Was ich gerne mit Dir unternehmen würde
☐ Wovon ich träume

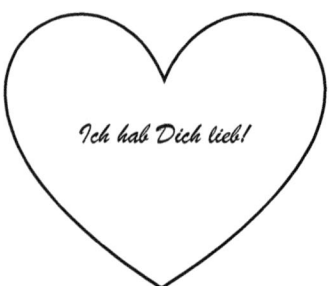

Mein liebes Enkelkind

27. März

Betrachten Sie sich beim Umgang mit den Enkeln als Ergänzung, niemals als Konkurrenten der Eltern, so wird Ihre Hilfe stets willkommen sein.

☐ Was ich Dir gerne erzählen würde
☐ Was ich Dir gerne zeigen würde
☐ Was ich Dir gerne kochen/backen würde
☐ Was ich gerne mit Dir unternehmen würde
☐ Wovon ich träume

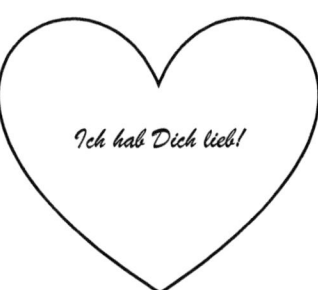

Ich hab Dich lieb!

Mein liebes Enkelkind

28. März

Wir können oft nicht den Lauf der Dinge beeinflussen, jedoch unsere Reaktion darauf.

☐ Was ich Dir gerne erzählen würde
☐ Was ich Dir gerne zeigen würde
☐ Was ich Dir gerne kochen/backen würde
☐ Was ich gerne mit Dir unternehmen würde
☐ Wovon ich träume

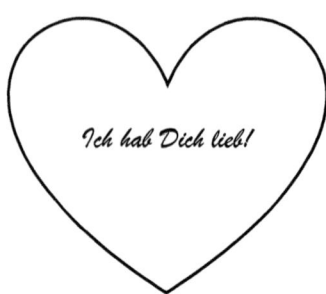

Ich hab Dich lieb!

Mein liebes Enkelkind

29. März

Auch wenn es nicht sicher ist, ob sich Ihre Investitionen in die Enkel in der von Ihnen gewünschten Weise rentieren, dürfen Sie gewiss sein: wer andern hilft, hilft sich selbst am meisten und verändert damit zwei Leben.

☐ Was ich Dir gerne erzählen würde
☐ Was ich Dir gerne zeigen würde
☐ Was ich Dir gerne kochen/backen würde
☐ Was ich gerne mit Dir unternehmen würde
☐ Wovon ich träume

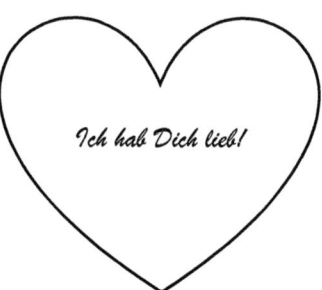

Ich hab Dich lieb!

Mein liebes Enkelkind

30. März

Auch wenn wir das Ruder längst abgegeben haben, müssen wir keinen Rückzug antreten, sondern dürfen begleitend dabei bleiben.

☐ Was ich Dir gerne erzählen würde
☐ Was ich Dir gerne zeigen würde
☐ Was ich Dir gerne kochen/backen würde
☐ Was ich gerne mit Dir unternehmen würde
☐ Wovon ich träume

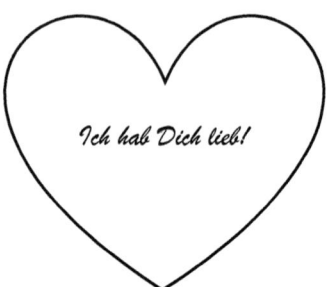

Ich hab Dich lieb!

Mein liebes Enkelkind

31. März

Wir machen uns das Leben bequem, wenn wir nur von andern fordern, anstatt den Mut und die Kraft aufzubringen, diese Forderungen selbst in die Tat umzusetzen, weil es bequemer ist, sich aufzuregen, als an sich zu arbeiten.

☐ Was ich Dir gerne erzählen würde
☐ Was ich Dir gerne zeigen würde
☐ Was ich Dir gerne kochen/backen würde
☐ Was ich gerne mit Dir unternehmen würde
☐ Wovon ich träume

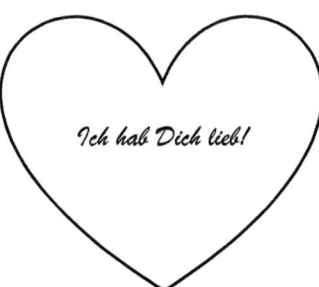

Mein liebes Enkelkind

1. April

Wer glaubt, Stillstand sei die angemessene Reaktion auf unsere sich rasant verändernde Welt, soll sich nicht wundern, wenn ihm plötzlich schwindelig wird.

☐ Was ich Dir gerne erzählen würde
☐ Was ich Dir gerne zeigen würde
☐ Was ich Dir gerne kochen/backen würde
☐ Was ich gerne mit Dir unternehmen würde
☐ Wovon ich träume

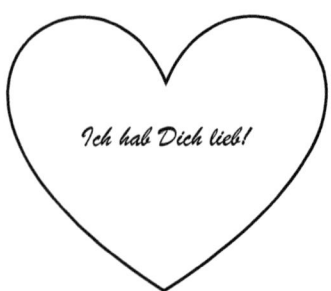

Ich hab Dich lieb!

Mein liebes Enkelkind

2. April

Wenn das Vertrauen fehlt, geht das Miteinander der Generationen in die Brüche.

- ☐ Was ich Dir gerne erzählen würde
- ☐ Was ich Dir gerne zeigen würde
- ☐ Was ich Dir gerne kochen/backen würde
- ☐ Was ich gerne mit Dir unternehmen würde
- ☐ Wovon ich träume

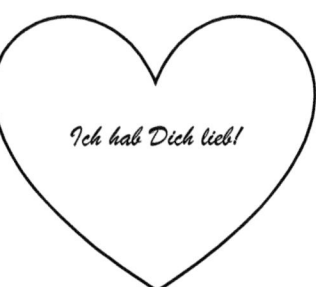

Ich hab Dich lieb!

Mein liebes Enkelkind

3. April

Ein weites Herz für die Enkel und uneingeschränkte Duldung all dessen, was sie so anstellen, sind nicht ein und dasselbe.

- ☐ Was ich Dir gerne erzählen würde
- ☐ Was ich Dir gerne zeigen würde
- ☐ Was ich Dir gerne kochen/backen würde
- ☐ Was ich gerne mit Dir unternehmen würde
- ☐ Wovon ich träume

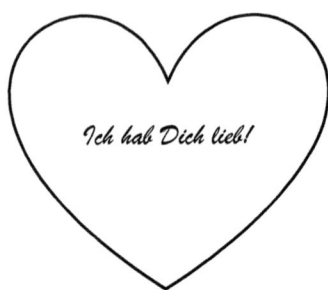

Mein liebes Enkelkind

4. April

Wer um seine Schwächen weiß, wird gegenüber andern Milde walten lassen.

☐ Was ich Dir gerne erzählen würde
☐ Was ich Dir gerne zeigen würde
☐ Was ich Dir gerne kochen/backen würde
☐ Was ich gerne mit Dir unternehmen würde
☐ Wovon ich träume

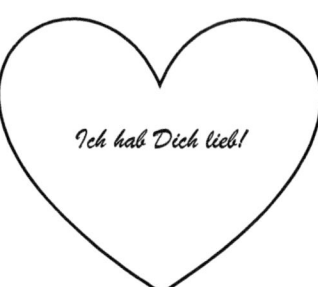

Ich hab Dich lieb!

Mein liebes Enkelkind

5. April

Das Leben ist der beste Lehrmeister, nur ist seine Pädagogik manchmal eine harte.

☐ Was ich Dir gerne erzählen würde
☐ Was ich Dir gerne zeigen würde
☐ Was ich Dir gerne kochen/backen würde
☐ Was ich gerne mit Dir unternehmen würde
☐ Wovon ich träume

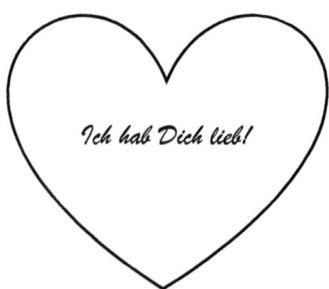

Ich hab Dich lieb!

Mein liebes Enkelkind

6. April

Wer stets bereit ist, dazuzulernen, bleibt fit.

☐ Was ich Dir gerne erzählen würde
☐ Was ich Dir gerne zeigen würde
☐ Was ich Dir gerne kochen/backen würde
☐ Was ich gerne mit Dir unternehmen würde
☐ Wovon ich träume

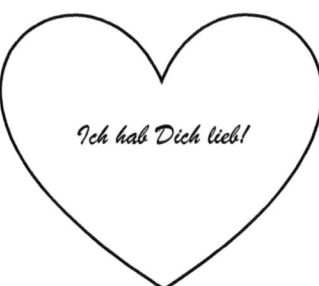

Ich hab Dich lieb!

Mein liebes Enkelkind

7. April

Wir sind heutzutage kaum Zwängen unterworfen, dürfen selbstbestimmt leben, tun und lassen, was uns gefällt; nur unsere Enkel dürfen dabei nicht außen vor sein.

- ☐ Was ich Dir gerne erzählen würde
- ☐ Was ich Dir gerne zeigen würde
- ☐ Was ich Dir gerne kochen/backen würde
- ☐ Was ich gerne mit Dir unternehmen würde
- ☐ Wovon ich träume

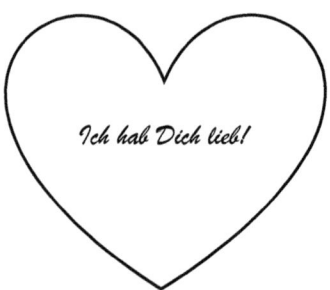

Ich hab Dich lieb!

Mein liebes Enkelkind

8. April

Gebraucht zu werden, ohne sich vereinnahmen zu lassen, bedeutet, weise zu leben.

☐ Was ich Dir gerne erzählen würde
☐ Was ich Dir gerne zeigen würde
☐ Was ich Dir gerne kochen/backen würde
☐ Was ich gerne mit Dir unternehmen würde
☐ Wovon ich träume

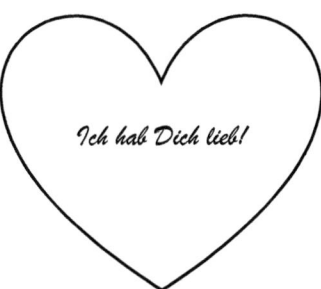

Ich hab Dich lieb!

Mein liebes Enkelkind

9. April

Manches, was uns an den Enkeln nicht gefällt, mutet mit einem Quäntchen Humor nur noch halb so schlimm an.

☐ Was ich Dir gerne erzählen würde
☐ Was ich Dir gerne zeigen würde
☐ Was ich Dir gerne kochen/backen würde
☐ Was ich gerne mit Dir unternehmen würde
☐ Wovon ich träume

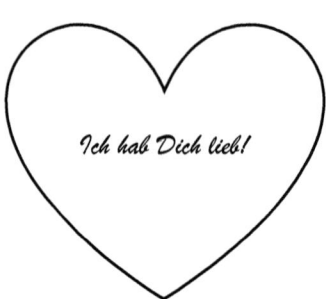

Mein liebes Enkelkind

10. April

Perfektionismus in jeder Hinsicht macht unnahbar.

- ☐ Was ich Dir gerne erzählen würde
- ☐ Was ich Dir gerne zeigen würde
- ☐ Was ich Dir gerne kochen/backen würde
- ☐ Was ich gerne mit Dir unternehmen würde
- ☐ Wovon ich träume

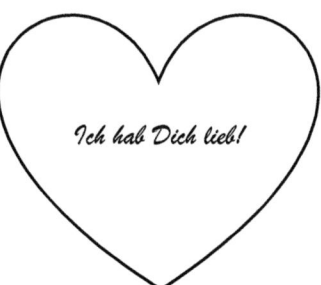

Ich hab Dich lieb!

Mein liebes Enkelkind

11. April

Großelterliche Einsamkeit kann manchmal ein selbst herbeigeführter Zustand sein.

☐ Was ich Dir gerne erzählen würde
☐ Was ich Dir gerne zeigen würde
☐ Was ich Dir gerne kochen/backen würde
☐ Was ich gerne mit Dir unternehmen würde
☐ Wovon ich träume

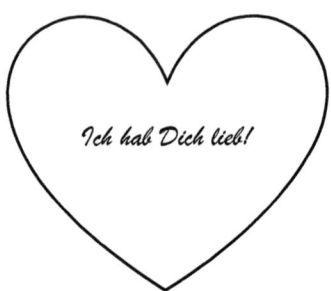

Ich hab Dich lieb!

Mein liebes Enkelkind

12. April

Auseinandersetzungen dürfen sein, solange sie zur Klärung und nicht zur Kränkung dienen.

☐ Was ich Dir gerne erzählen würde
☐ Was ich Dir gerne zeigen würde
☐ Was ich Dir gerne kochen/backen würde
☐ Was ich gerne mit Dir unternehmen würde
☐ Wovon ich träume

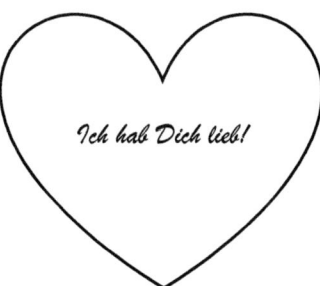

Mein liebes Enkelkind

13. April

Wer hinterm Rücken der Familie redet und handelt, muss sich nicht wundern, wenn vorne niemand mehr ist.

☐ Was ich Dir gerne erzählen würde
☐ Was ich Dir gerne zeigen würde
☐ Was ich Dir gerne kochen/backen würde
☐ Was ich gerne mit Dir unternehmen würde
☐ Wovon ich träume

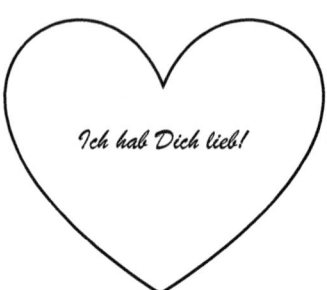

Mein liebes Enkelkind

14. April

Wir dürfen auch mal verlangen, dass sich die Familie nach uns richtet, solange wir zu gleichem bereit sind.

☐ Was ich Dir gerne erzählen würde
☐ Was ich Dir gerne zeigen würde
☐ Was ich Dir gerne kochen/backen würde
☐ Was ich gerne mit Dir unternehmen würde
☐ Wovon ich träume

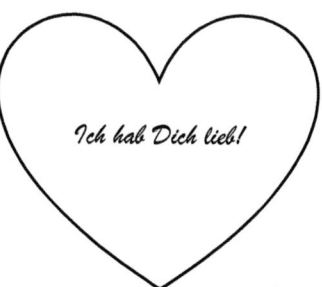
Ich hab Dich lieb!

Mein liebes Enkelkind

15. April

Wer in Disputen sachlich bleiben kann, ist ein angenehmer Gesprächspartner.

☐ Was ich Dir gerne erzählen würde
☐ Was ich Dir gerne zeigen würde
☐ Was ich Dir gerne kochen/backen würde
☐ Was ich gerne mit Dir unternehmen würde
☐ Wovon ich träume

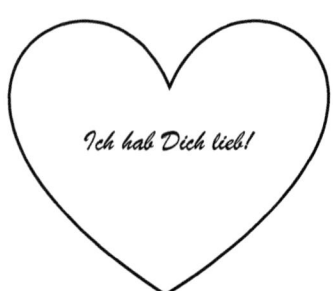

Ich hab Dich lieb!

Mein liebes Enkelkind

16. April

Das Schöne an Enkeln ist, dass man sie wieder abgeben kann; und wenn uns das schwerfällt, umso schöner.

☐ Was ich Dir gerne erzählen würde
☐ Was ich Dir gerne zeigen würde
☐ Was ich Dir gerne kochen/backen würde
☐ Was ich gerne mit Dir unternehmen würde
☐ Wovon ich träume

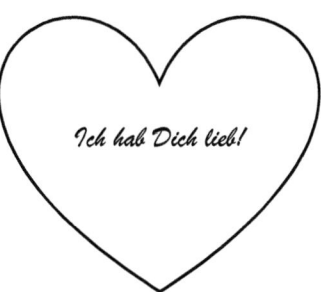

Ich hab Dich lieb!

Mein liebes Enkelkind

17. April

Lassen Sie sich niemals hinreißen, Ihre Kinder oder Enkel vor anderen schlecht zu machen, es könnte sich als Bumerang erweisen.

☐ Was ich Dir gerne erzählen würde
☐ Was ich Dir gerne zeigen würde
☐ Was ich Dir gerne kochen/backen würde
☐ Was ich gerne mit Dir unternehmen würde
☐ Wovon ich träume

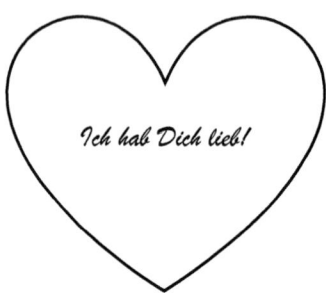

Ich hab Dich lieb!

Mein liebes Enkelkind

18. April

Die Zeit, die Sie jetzt in Ihre Enkel investieren, könnte Ihnen später zugute kommen.

☐ Was ich Dir gerne erzählen würde
☐ Was ich Dir gerne zeigen würde
☐ Was ich Dir gerne kochen/backen würde
☐ Was ich gerne mit Dir unternehmen würde
☐ Wovon ich träume

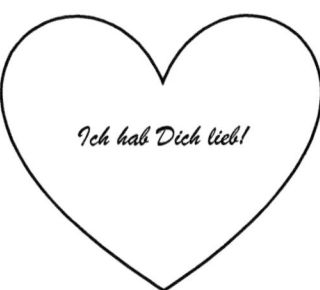

Ich hab Dich lieb!

Mein liebes Enkelkind

19. April

Manche scheinbare Niederlage ist in Wirklichkeit ein Sieg.

☐ Was ich Dir gerne erzählen würde
☐ Was ich Dir gerne zeigen würde
☐ Was ich Dir gerne kochen/backen würde
☐ Was ich gerne mit Dir unternehmen würde
☐ Wovon ich träume

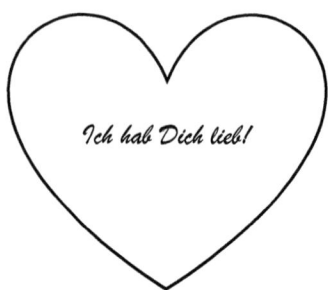

Mein liebes Enkelkind

20. April

Wer sich selbst nicht so wichtig nimmt, bekommt viel Aufmerksamkeit.

☐ Was ich Dir gerne erzählen würde
☐ Was ich Dir gerne zeigen würde
☐ Was ich Dir gerne kochen/backen würde
☐ Was ich gerne mit Dir unternehmen würde
☐ Wovon ich träume

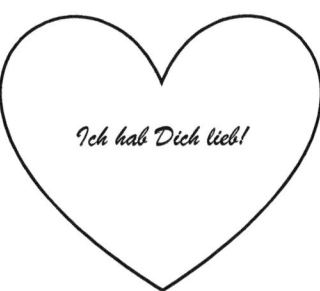

Ich hab Dich lieb!

Mein liebes Enkelkind

21. April

Das Zusammenleben mehrerer Generationen ist an abenteuerlichen und spannenden Erlebnissen kaum zu überbieten.

☐ Was ich Dir gerne erzählen würde
☐ Was ich Dir gerne zeigen würde
☐ Was ich Dir gerne kochen/backen würde
☐ Was ich gerne mit Dir unternehmen würde
☐ Wovon ich träume

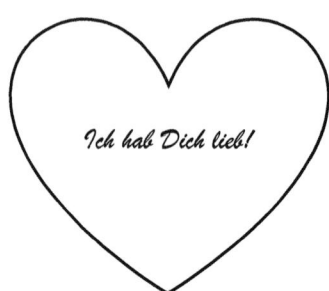

Mein liebes Enkelkind

22. April

Wer seine Enkel stets als Herzensangelegenheit betrachtet hat kein Problem mit der Frage, ob sein Einsatz sinnvoll ist.

☐ Was ich Dir gerne erzählen würde
☐ Was ich Dir gerne zeigen würde
☐ Was ich Dir gerne kochen/backen würde
☐ Was ich gerne mit Dir unternehmen würde
☐ Wovon ich träume

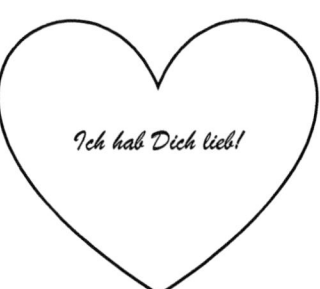

Ich hab Dich lieb!

Mein liebes Enkelkind

23. April

Großzügigkeit kann man lernen.

- ☐ Was ich Dir gerne erzählen würde
- ☐ Was ich Dir gerne zeigen würde
- ☐ Was ich Dir gerne kochen/backen würde
- ☐ Was ich gerne mit Dir unternehmen würde
- ☐ Wovon ich träume

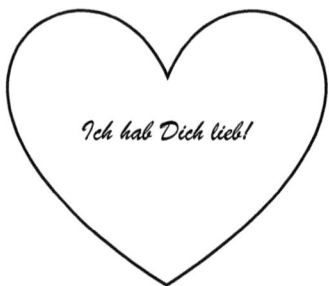

Ich hab Dich lieb!

Mein liebes Enkelkind

24. April

Nach der Pfeife der Kinder und Enkel zu tanzen ist nicht selbstlos, sondern unklug.

☐ Was ich Dir gerne erzählen würde
☐ Was ich Dir gerne zeigen würde
☐ Was ich Dir gerne kochen/backen würde
☐ Was ich gerne mit Dir unternehmen würde
☐ Wovon ich träume

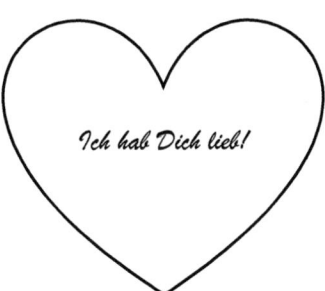

Ich hab Dich lieb!

Mein liebes Enkelkind

25. April

Verlässlichkeit ist wichtig, von allen Seiten.

☐ Was ich Dir gerne erzählen würde
☐ Was ich Dir gerne zeigen würde
☐ Was ich Dir gerne kochen/backen würde
☐ Was ich gerne mit Dir unternehmen würde
☐ Wovon ich träume

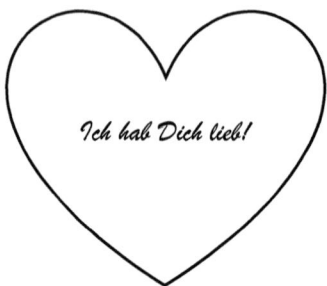

Mein liebes Enkelkind

26. April

Wer einen unerfüllten Traum über die Enkel erfüllen will, sollte ihn lieber platzen lassen.

☐ Was ich Dir gerne erzählen würde
☐ Was ich Dir gerne zeigen würde
☐ Was ich Dir gerne kochen/backen würde
☐ Was ich gerne mit Dir unternehmen würde
☐ Wovon ich träume

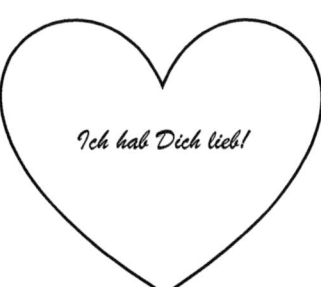

Ich hab Dich lieb!

Mein liebes Enkelkind

27. April

Versäumtes lässt sich nicht dadurch nachholen, dass wir es ständig bejammern.

☐ Was ich Dir gerne erzählen würde
☐ Was ich Dir gerne zeigen würde
☐ Was ich Dir gerne kochen/backen würde
☐ Was ich gerne mit Dir unternehmen würde
☐ Wovon ich träume

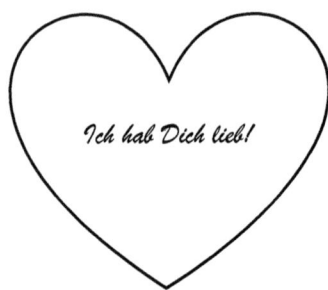

Ich hab Dich lieb!

Mein liebes Enkelkind

28. April

Wer freigebig ist, agiert auf Augenhöhe, wer verschwendet, macht sich größer, als er ist.

☐ Was ich Dir gerne erzählen würde
☐ Was ich Dir gerne zeigen würde
☐ Was ich Dir gerne kochen/backen würde
☐ Was ich gerne mit Dir unternehmen würde
☐ Wovon ich träume

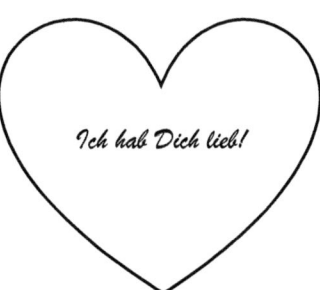

Mein liebes Enkelkind

29. April

Es gibt Sachgebiete, da können wir nicht mitreden und müssen es auch nicht.

☐ Was ich Dir gerne erzählen würde
☐ Was ich Dir gerne zeigen würde
☐ Was ich Dir gerne kochen/backen würde
☐ Was ich gerne mit Dir unternehmen würde
☐ Wovon ich träume

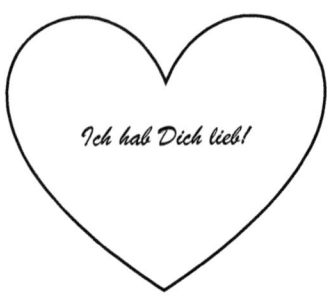
Ich hab Dich lieb!

Mein liebes Enkelkind

30. April

Um Hilfe zu bitten, offenbart nicht so sehr Hilflosigkeit, als vielmehr Klugheit.

☐ Was ich Dir gerne erzählen würde
☐ Was ich Dir gerne zeigen würde
☐ Was ich Dir gerne kochen/backen würde
☐ Was ich gerne mit Dir unternehmen würde
☐ Wovon ich träume

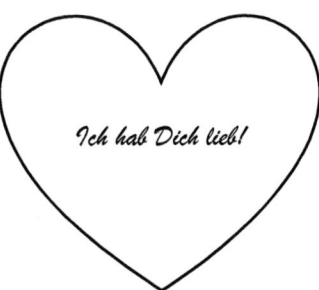

Ich hab Dich lieb!

Mein liebes Enkelkind

1. Mai

Geborgenheit ist ein Gefühl, dass die Enkel auch später noch überkommt, wenn sie an uns denken.

☐ Was ich Dir gerne erzählen würde
☐ Was ich Dir gerne zeigen würde
☐ Was ich Dir gerne kochen/backen würde
☐ Was ich gerne mit Dir unternehmen würde
☐ Wovon ich träume

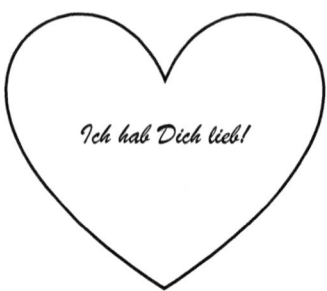

Ich hab Dich lieb!

Mein liebes Enkelkind

2. Mai

Wer intensiven Kontakt zu seinen Enkeln hat, ist beneidenswert.

☐ Was ich Dir gerne erzählen würde
☐ Was ich Dir gerne zeigen würde
☐ Was ich Dir gerne kochen/backen würde
☐ Was ich gerne mit Dir unternehmen würde
☐ Wovon ich träume

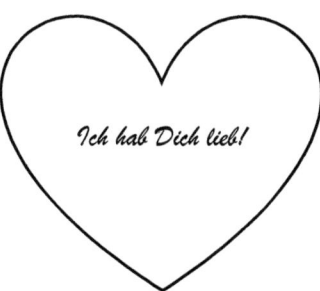

Ich hab Dich lieb!

Mein liebes Enkelkind

3. Mai

Das Miteinander der Generationen ist ein großer Reichtum, den immer mehr entdecken.

- ☐ Was ich Dir gerne erzählen würde
- ☐ Was ich Dir gerne zeigen würde
- ☐ Was ich Dir gerne kochen/backen würde
- ☐ Was ich gerne mit Dir unternehmen würde
- ☐ Wovon ich träume

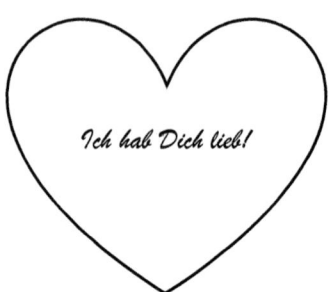

Ich hab Dich lieb!

Mein liebes Enkelkind

4. Mai

Miteinander zu kommunizieren heißt reden und handeln. Wer miteinander etwas schafft, lernt sich besser kennen und verstehen.

- ☐ Was ich Dir gerne erzählen würde
- ☐ Was ich Dir gerne zeigen würde
- ☐ Was ich Dir gerne kochen/backen würde
- ☐ Was ich gerne mit Dir unternehmen würde
- ☐ Wovon ich träume

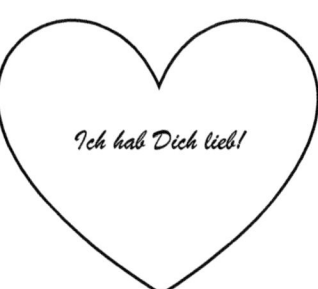
Ich hab Dich lieb!

Mein liebes Enkelkind

5. Mai

Beim Leben kommt's weniger aufs Wo, als vielmehr aufs Wie an.

☐ Was ich Dir gerne erzählen würde
☐ Was ich Dir gerne zeigen würde
☐ Was ich Dir gerne kochen/backen würde
☐ Was ich gerne mit Dir unternehmen würde
☐ Wovon ich träume

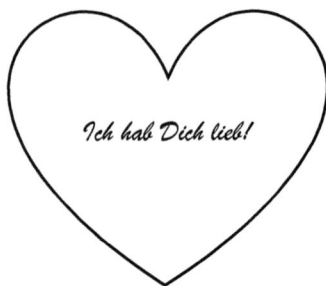

Ich hab Dich lieb!

Mein liebes Enkelkind

6. Mai

Nur wer gut ist zu sich selbst, kann auch gut sein zu andern.

☐ Was ich Dir gerne erzählen würde
☐ Was ich Dir gerne zeigen würde
☐ Was ich Dir gerne kochen/backen würde
☐ Was ich gerne mit Dir unternehmen würde
☐ Wovon ich träume

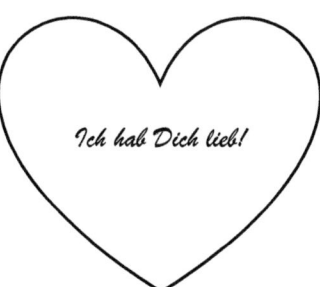

Ich hab Dich lieb!

Mein liebes Enkelkind

7. Mai

Das verbissene Bemühen um Perfektion hat schon manche Beziehung ruiniert, auch die zu den Enkeln.

☐ Was ich Dir gerne erzählen würde
☐ Was ich Dir gerne zeigen würde
☐ Was ich Dir gerne kochen/backen würde
☐ Was ich gerne mit Dir unternehmen würde
☐ Wovon ich träume

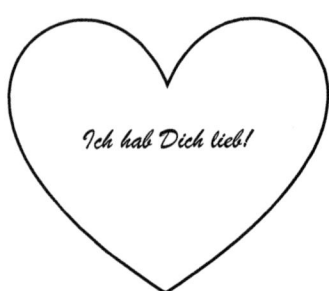

Mein liebes Enkelkind

8. Mai

Wer ausgewogen lebt, ist nicht in erster Linie um Fehlerlosigkeit bemüht, sondern um gute Beziehungen zu seinem Umfeld.

☐ Was ich Dir gerne erzählen würde
☐ Was ich Dir gerne zeigen würde
☐ Was ich Dir gerne kochen/backen würde
☐ Was ich gerne mit Dir unternehmen würde
☐ Wovon ich träume

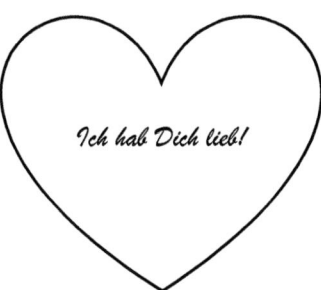

Ich hab Dich lieb!

Mein liebes Enkelkind

9. Mai

Wenn wir über allem Erreichten unsere Kinder und Enkel verloren haben, so haben wir eigentlich nichts erreicht.

☐ Was ich Dir gerne erzählen würde
☐ Was ich Dir gerne zeigen würde
☐ Was ich Dir gerne kochen/backen würde
☐ Was ich gerne mit Dir unternehmen würde
☐ Wovon ich träume

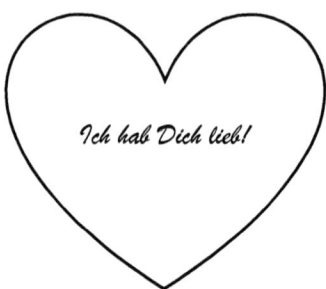

Ich hab Dich lieb!

Mein liebes Enkelkind

10. Mai

Wer sich selbst akzeptiert, fühlt sich nicht als Versager.

☐ Was ich Dir gerne erzählen würde
☐ Was ich Dir gerne zeigen würde
☐ Was ich Dir gerne kochen/backen würde
☐ Was ich gerne mit Dir unternehmen würde
☐ Wovon ich träume

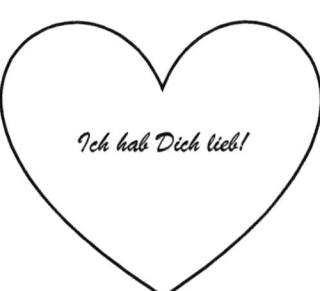

Ich hab Dich lieb!

Mein liebes Enkelkind

11. Mai

Wer seinen Enkeln vorschreiben will, was sie zu tun und zu lassen haben, sorgt dafür, dass sie nicht wissen, wer sie sind und was sie wollen und sich deshalb selbst verlieren.

☐ Was ich Dir gerne erzählen würde
☐ Was ich Dir gerne zeigen würde
☐ Was ich Dir gerne kochen/backen würde
☐ Was ich gerne mit Dir unternehmen würde
☐ Wovon ich träume

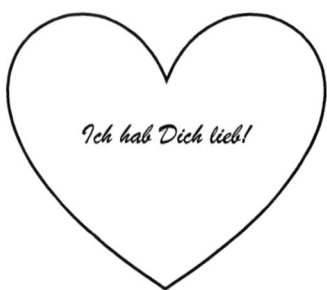

Mein liebes Enkelkind

12. Mai

Wer seine Bedürfnisse auf Kosten anderer durchsetzt, handelt fahrlässig und bleibt unzufrieden.

☐ Was ich Dir gerne erzählen würde
☐ Was ich Dir gerne zeigen würde
☐ Was ich Dir gerne kochen/backen würde
☐ Was ich gerne mit Dir unternehmen würde
☐ Wovon ich träume

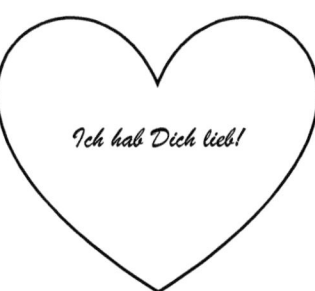

Ich hab Dich lieb!

Mein liebes Enkelkind

13. Mai

Worauf wir unsern Fokus richten, gewinnt Macht über uns. Beschließen wir zu jammern, kommt uns unser Umfeld immer grauer und trister vor. Richten wir unsern Blick dagegen auf Gutes und Positives, wird das Leben, ungeachtet aller Umstände, immer angenehmer.

☐ Was ich Dir gerne erzählen würde
☐ Was ich Dir gerne zeigen würde
☐ Was ich Dir gerne kochen/backen würde
☐ Was ich gerne mit Dir unternehmen würde
☐ Wovon ich träume

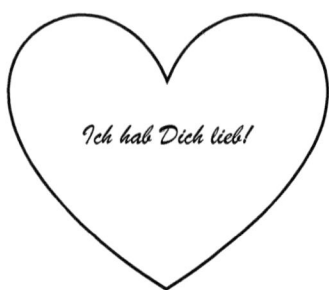

Mein liebes Enkelkind

14. Mai

Es gibt immer einen Grund, irgendwie dankbar zu sein, egal was passiert.

☐ Was ich Dir gerne erzählen würde
☐ Was ich Dir gerne zeigen würde
☐ Was ich Dir gerne kochen/backen würde
☐ Was ich gerne mit Dir unternehmen würde
☐ Wovon ich träume

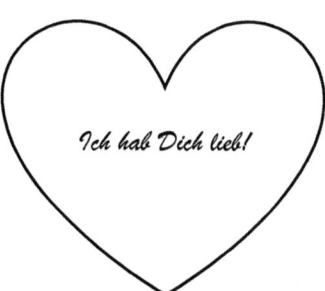

Ich hab Dich lieb!

Mein liebes Enkelkind

15. Mai

Eine Beziehung geschieht nicht, wir müssen an ihr arbeiten; auch an der zu den Enkeln.

- ☐ Was ich Dir gerne erzählen würde
- ☐ Was ich Dir gerne zeigen würde
- ☐ Was ich Dir gerne kochen/backen würde
- ☐ Was ich gerne mit Dir unternehmen würde
- ☐ Wovon ich träume

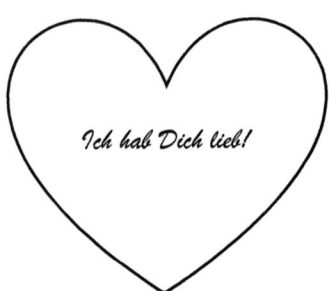

Ich hab Dich lieb!

Mein liebes Enkelkind

16. Mai

Vieles können wir nicht ändern, nur annehmen.

☐ Was ich Dir gerne erzählen würde
☐ Was ich Dir gerne zeigen würde
☐ Was ich Dir gerne kochen/backen würde
☐ Was ich gerne mit Dir unternehmen würde
☐ Wovon ich träume

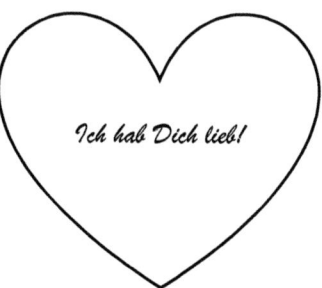

Ich hab Dich lieb!

Mein liebes Enkelkind

17. Mai

Wir müssen uns nicht selbst überholen.

☐ Was ich Dir gerne erzählen würde
☐ Was ich Dir gerne zeigen würde
☐ Was ich Dir gerne kochen/backen würde
☐ Was ich gerne mit Dir unternehmen würde
☐ Wovon ich träume

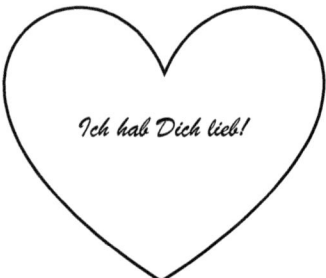

Mein liebes Enkelkind

18. Mai

Regelmäßige Gespräche mit den Enkeln können auch durchs Telefon stattfinden. Die Hauptsache ist doch, wir reden miteinander.

☐ Was ich Dir gerne erzählen würde
☐ Was ich Dir gerne zeigen würde
☐ Was ich Dir gerne kochen/backen würde
☐ Was ich gerne mit Dir unternehmen würde
☐ Wovon ich träume

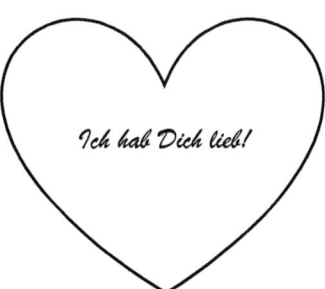

Ich hab Dich lieb!

Mein liebes Enkelkind

19. Mai

Der Geruch von frischem Gras, vermischt mit Blütenduft – das ist Frühling.

☐ Was ich Dir gerne erzählen würde
☐ Was ich Dir gerne zeigen würde
☐ Was ich Dir gerne kochen/backen würde
☐ Was ich gerne mit Dir unternehmen würde
☐ Wovon ich träume

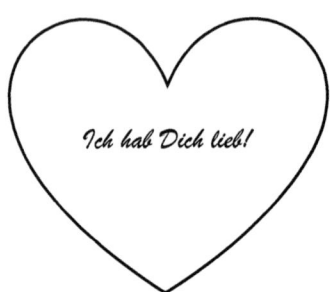

Mein liebes Enkelkind

20. Mai

Um Enkeln ein Heimatgefühl zu geben braucht es weniger ein perfektes Wohnumfeld als vielmehr bedingungslose Annahme.

☐ Was ich Dir gerne erzählen würde
☐ Was ich Dir gerne zeigen würde
☐ Was ich Dir gerne kochen/backen würde
☐ Was ich gerne mit Dir unternehmen würde
☐ Wovon ich träume

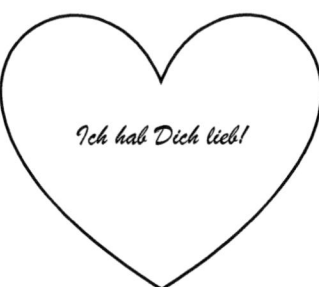

Ich hab Dich lieb!

Mein liebes Enkelkind

21. Mai

Miteinander essen, reden, lachen, manchmal auch schweigen – das ist Familie.

☐ Was ich Dir gerne erzählen würde
☐ Was ich Dir gerne zeigen würde
☐ Was ich Dir gerne kochen/backen würde
☐ Was ich gerne mit Dir unternehmen würde
☐ Wovon ich träume

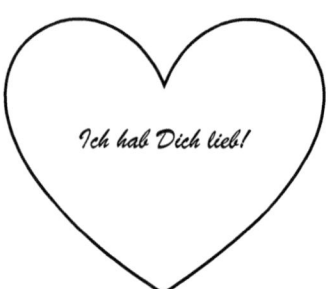

Ich hab Dich lieb!

Mein liebes Enkelkind

22. Mai

Zeigen Sie Ihren Enkeln, wie man in draußen, in der Natur, daheim sein kann; dieses Gefühl wird sie begleiten, egal, wo auf der Welt sie sich gerade befinden.

☐ Was ich Dir gerne erzählen würde
☐ Was ich Dir gerne zeigen würde
☐ Was ich Dir gerne kochen/backen würde
☐ Was ich gerne mit Dir unternehmen würde
☐ Wovon ich träume

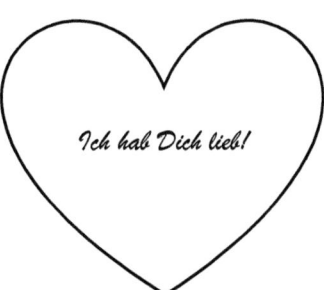

Ich hab Dich lieb!

Mein liebes Enkelkind

23. Mai

Wer sich gezielt aufmerksam mit den Enkeln befasst, trägt zu deren innerlichem Wachstum bei.

☐ Was ich Dir gerne erzählen würde
☐ Was ich Dir gerne zeigen würde
☐ Was ich Dir gerne kochen/backen würde
☐ Was ich gerne mit Dir unternehmen würde
☐ Wovon ich träume

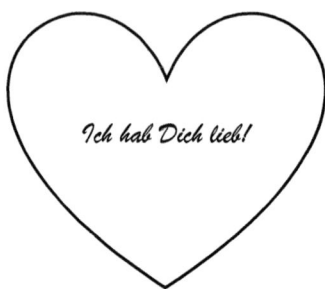

Mein liebes Enkelkind

24. Mai

Wir können unsere Enkel nicht vor Reizüberflutung bewahren, jedoch dafür sorgen, dass sie bei uns Entspannung finden.

☐ Was ich Dir gerne erzählen würde
☐ Was ich Dir gerne zeigen würde
☐ Was ich Dir gerne kochen/backen würde
☐ Was ich gerne mit Dir unternehmen würde
☐ Wovon ich träume

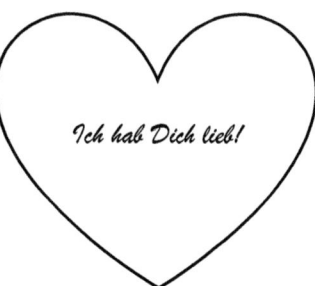

Ich hab Dich lieb!

Mein liebes Enkelkind

25. Mai

Wer bereit ist, lebenslang zu lernen, bleibt auf Augenhöhe mit der jungen Generation.

☐ Was ich Dir gerne erzählen würde
☐ Was ich Dir gerne zeigen würde
☐ Was ich Dir gerne kochen/backen würde
☐ Was ich gerne mit Dir unternehmen würde
☐ Wovon ich träume

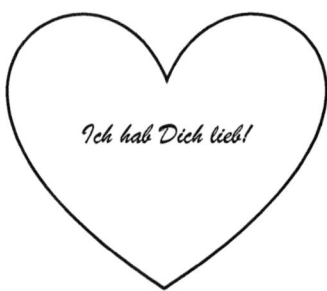

Ich hab Dich lieb!

Mein liebes Enkelkind

26. Mai

Wer eigene Impulse setzen kann, wird unabhängiger von äußeren Reizen und zeigt damit seinen Enkeln, was eine Persönlichkeit ist.

☐ Was ich Dir gerne erzählen würde
☐ Was ich Dir gerne zeigen würde
☐ Was ich Dir gerne kochen/backen würde
☐ Was ich gerne mit Dir unternehmen würde
☐ Wovon ich träume

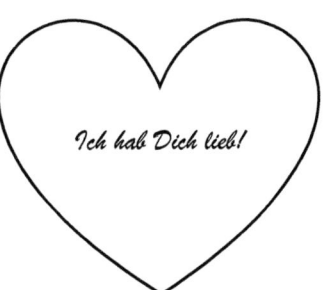

Ich hab Dich lieb!

Mein liebes Enkelkind

27. Mai

Haben wir früher den größten Teil unserer Zeit in die Erwerbstätigkeit investiert, dürfen wir uns jetzt um die Enkel, unsere Gesundheit und Hobbys kümmern. Die Reihenfolge legt jeder selber fest.

☐ Was ich Dir gerne erzählen würde
☐ Was ich Dir gerne zeigen würde
☐ Was ich Dir gerne kochen/backen würde
☐ Was ich gerne mit Dir unternehmen würde
☐ Wovon ich träume

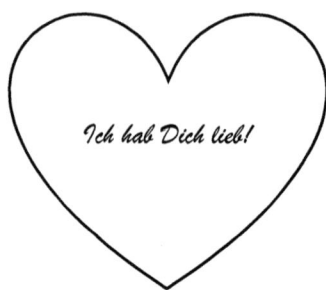

Ich hab Dich lieb!

Mein liebes Enkelkind

28. Mai

Mal nichts zu tun kann eine sinnvolle Beschäftigung sein.

☐ Was ich Dir gerne erzählen würde
☐ Was ich Dir gerne zeigen würde
☐ Was ich Dir gerne kochen/backen würde
☐ Was ich gerne mit Dir unternehmen würde
☐ Wovon ich träume

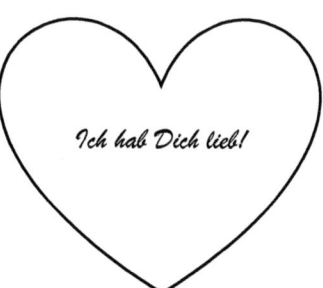

Ich hab Dich lieb!

Mein liebes Enkelkind

29. Mai

Spaß und Freude sind lebensnotwendige Komponenten für jedes Alter.

☐ Was ich Dir gerne erzählen würde
☐ Was ich Dir gerne zeigen würde
☐ Was ich Dir gerne kochen/backen würde
☐ Was ich gerne mit Dir unternehmen würde
☐ Wovon ich träume

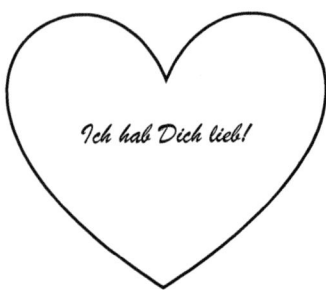

Mein liebes Enkelkind

30. Mai

Wer Glück als Dauerzustand definieren will, eröffnet die Jagd nach unrealistischen Erwartungen.

☐ Was ich Dir gerne erzählen würde
☐ Was ich Dir gerne zeigen würde
☐ Was ich Dir gerne kochen/backen würde
☐ Was ich gerne mit Dir unternehmen würde
☐ Wovon ich träume

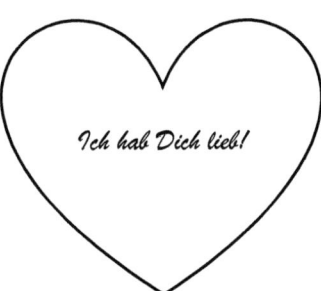

Ich hab Dich lieb!

Mein liebes Enkelkind

31. Mai

Manchmal geht etwas schief; das ist kein Grund, unglücklich zu sein, sondern Ansporn, einen neuen Weg zu suchen.

☐ Was ich Dir gerne erzählen würde
☐ Was ich Dir gerne zeigen würde
☐ Was ich Dir gerne kochen/backen würde
☐ Was ich gerne mit Dir unternehmen würde
☐ Wovon ich träume

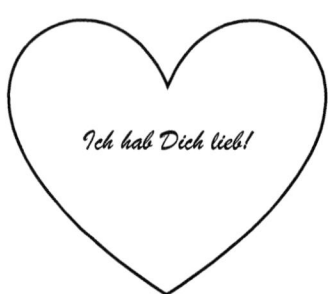

Mein liebes Enkelkind

1. Juni

Was wichtig ist, bestimmt zwar jeder selbst, aber wenn Enkel nicht dazu zählen,
sollten wir unsere Wichtigkeiten prüfen.

☐ Was ich Dir gerne erzählen würde
☐ Was ich Dir gerne zeigen würde
☐ Was ich Dir gerne kochen/backen würde
☐ Was ich gerne mit Dir unternehmen würde
☐ Wovon ich träume

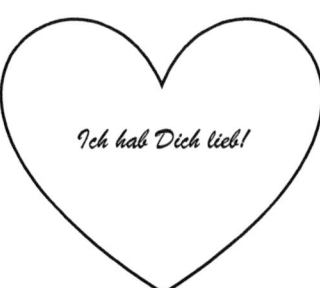

Ich hab Dich lieb!

Mein liebes Enkelkind

2. Juni

Wenn Enkel zu unsern Göttern werden, dürfen wir uns nicht wundern, wenn sie immer mehr Opfer von uns verlangen.

☐ Was ich Dir gerne erzählen würde
☐ Was ich Dir gerne zeigen würde
☐ Was ich Dir gerne kochen/backen würde
☐ Was ich gerne mit Dir unternehmen würde
☐ Wovon ich träume

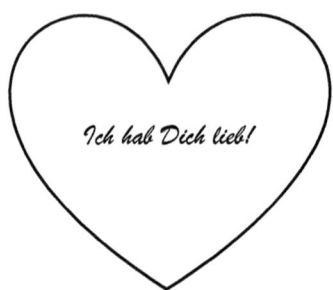

Ich hab Dich lieb!

Mein liebes Enkelkind

3. Juni

Dass wir immer älter werden muss bedeuten, dass unsere Enkel länger mit einer Schar von Ermutigern rechnen können.

☐ Was ich Dir gerne erzählen würde
☐ Was ich Dir gerne zeigen würde
☐ Was ich Dir gerne kochen/backen würde
☐ Was ich gerne mit Dir unternehmen würde
☐ Wovon ich träume

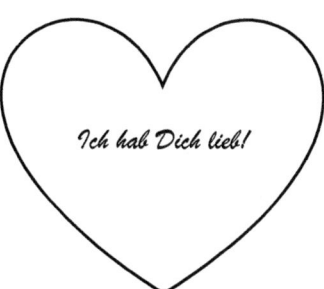

Mein liebes Enkelkind

4. Juni

Wer falsches Tun seiner Enkel schönredet, handelt grob fahrlässig, weil auf diese Weise Maßstäbe in falsche Richtung verschoben werden.

☐ Was ich Dir gerne erzählen würde
☐ Was ich Dir gerne zeigen würde
☐ Was ich Dir gerne kochen/backen würde
☐ Was ich gerne mit Dir unternehmen würde
☐ Wovon ich träume

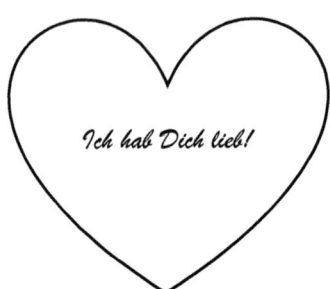

Ich hab Dich lieb!

Mein liebes Enkelkind

5. Juni

Gleichgültigkeit ist wie eine hochansteckende Krankheit, aber leider gibt es keine Medizin dagegen, außer, Position dagegen zu beziehen.

☐ Was ich Dir gerne erzählen würde
☐ Was ich Dir gerne zeigen würde
☐ Was ich Dir gerne kochen/backen würde
☐ Was ich gerne mit Dir unternehmen würde
☐ Wovon ich träume

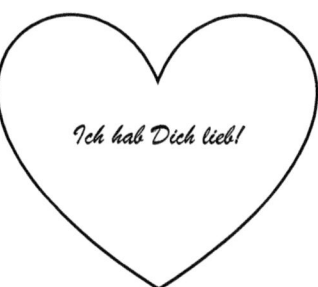

Ich hab Dich lieb!

Mein liebes Enkelkind

6. Juni

Jammern oder Probleme lösen? Wer jammert, will nichts lösen, wer an Lösungen arbeitet, hat keine Zeit zum Jammern.

- ☐ Was ich Dir gerne erzählen würde
- ☐ Was ich Dir gerne zeigen würde
- ☐ Was ich Dir gerne kochen/backen würde
- ☐ Was ich gerne mit Dir unternehmen würde
- ☐ Wovon ich träume

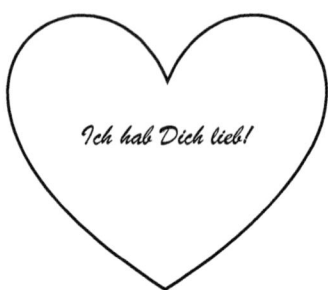

Ich hab Dich lieb!

Mein liebes Enkelkind

7. Juni

Wer optimistisch in die Zukunft schaut, vermittelt den Enkeln Zuversicht und das ist nicht wenig.

☐ Was ich Dir gerne erzählen würde
☐ Was ich Dir gerne zeigen würde
☐ Was ich Dir gerne kochen/backen würde
☐ Was ich gerne mit Dir unternehmen würde
☐ Wovon ich träume

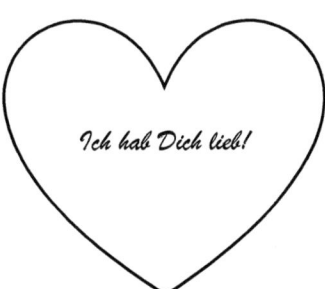
Ich hab Dich lieb!

Mein liebes Enkelkind

8. Juni

Manchmal müssen wir stur sein, wenn es um eine lebenswerte Zukunft für unsere Enkel geht.

☐ Was ich Dir gerne erzählen würde
☐ Was ich Dir gerne zeigen würde
☐ Was ich Dir gerne kochen/backen würde
☐ Was ich gerne mit Dir unternehmen würde
☐ Wovon ich träume

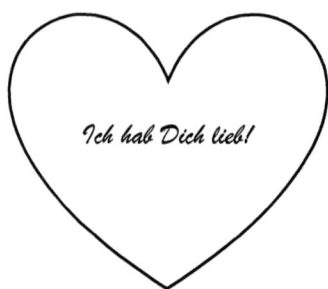

Mein liebes Enkelkind

9. Juni

Begeisterung und Durchhaltevermögen sind wichtiger als Intelligenz und Können, daraus leitet sich unsere Aufgabe an den Enkeln ab.

☐ Was ich Dir gerne erzählen würde
☐ Was ich Dir gerne zeigen würde
☐ Was ich Dir gerne kochen/backen würde
☐ Was ich gerne mit Dir unternehmen würde
☐ Wovon ich träume

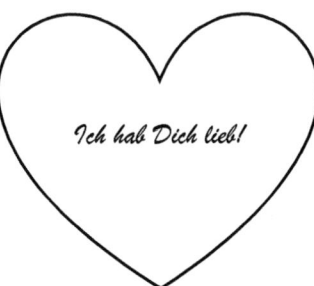

Ich hab Dich lieb!

Mein liebes Enkelkind

10. Juni

Etwas mit den Enkeln zu erleben ist nur dann spannend, wenn wir uns nicht aufs Belehren verlegen.

☐ Was ich Dir gerne erzählen würde
☐ Was ich Dir gerne zeigen würde
☐ Was ich Dir gerne kochen/backen würde
☐ Was ich gerne mit Dir unternehmen würde
☐ Wovon ich träume

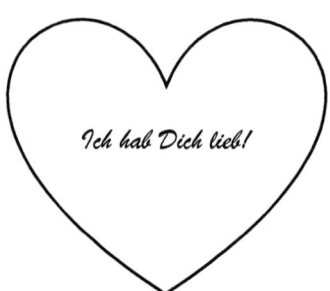

Ich hab Dich lieb!

Mein liebes Enkelkind

11. Juni

Unbekanntes kann entweder Angst oder Neugierde auslösen. Wer neugierig ist, wird weiterkommen, wer Angst hat, tritt auf der Stelle.

☐ Was ich Dir gerne erzählen würde
☐ Was ich Dir gerne zeigen würde
☐ Was ich Dir gerne kochen/backen würde
☐ Was ich gerne mit Dir unternehmen würde
☐ Wovon ich träume

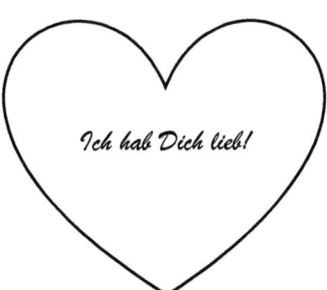

Ich hab Dich lieb!

Mein liebes Enkelkind

12. Juni

»Planwirtschaft« von unserer Seite in Bezug auf die Lebensplanung der Enkel ist schädlich und dazu angetan, unser Ego zu stärken, statt unsere Enkel.

- ☐ Was ich Dir gerne erzählen würde
- ☐ Was ich Dir gerne zeigen würde
- ☐ Was ich Dir gerne kochen/backen würde
- ☐ Was ich gerne mit Dir unternehmen würde
- ☐ Wovon ich träume

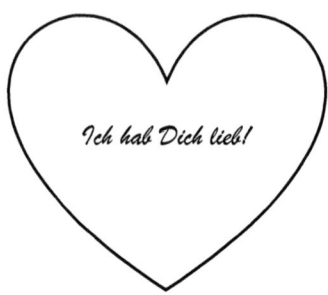

Ich hab Dich lieb!

Mein liebes Enkelkind

13. Juni

Innehalten ist wichtig und keine Zeitverschwendung, sofern wir es in rechter Weise tun.

☐ Was ich Dir gerne erzählen würde
☐ Was ich Dir gerne zeigen würde
☐ Was ich Dir gerne kochen/backen würde
☐ Was ich gerne mit Dir unternehmen würde
☐ Wovon ich träume

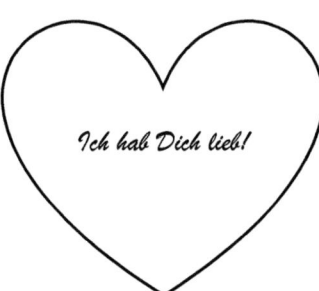

Mein liebes Enkelkind

14. Juni

Das Leben ist kein Wunschkonzert, oder vielleicht doch, wenn wir den Enkeln richtige Hilfestellung geben?

☐ Was ich Dir gerne erzählen würde
☐ Was ich Dir gerne zeigen würde
☐ Was ich Dir gerne kochen/backen würde
☐ Was ich gerne mit Dir unternehmen würde
☐ Wovon ich träume

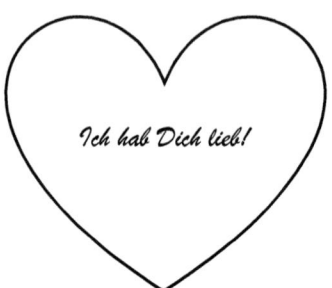

Ich hab Dich lieb!

Mein liebes Enkelkind

15. Juni

Erklären Sie sich und Ihre Ansichten nicht zum alleinigen Maßstab, das wäre der Beginn der Unbeweglichkeit.

☐ Was ich Dir gerne erzählen würde
☐ Was ich Dir gerne zeigen würde
☐ Was ich Dir gerne kochen/backen würde
☐ Was ich gerne mit Dir unternehmen würde
☐ Wovon ich träume

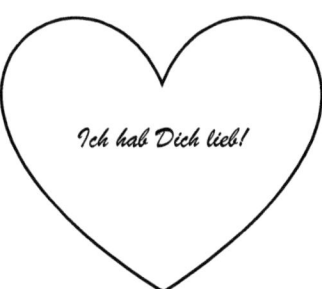

Ich hab Dich lieb!

Mein liebes Enkelkind

16. Juni

Das Beste, was unsern Enkeln geschehen kann ist, dass wir Vertrauen in sie setzen.

☐ Was ich Dir gerne erzählen würde
☐ Was ich Dir gerne zeigen würde
☐ Was ich Dir gerne kochen/backen würde
☐ Was ich gerne mit Dir unternehmen würde
☐ Wovon ich träume

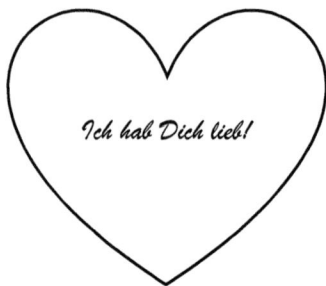

Ich hab Dich lieb!

Mein liebes Enkelkind

17. Juni

Es kommt weniger darauf an, was wir waren, sondern mehr darauf, was wir werden wollen.

- ☐ Was ich Dir gerne erzählen würde
- ☐ Was ich Dir gerne zeigen würde
- ☐ Was ich Dir gerne kochen/backen würde
- ☐ Was ich gerne mit Dir unternehmen würde
- ☐ Wovon ich träume

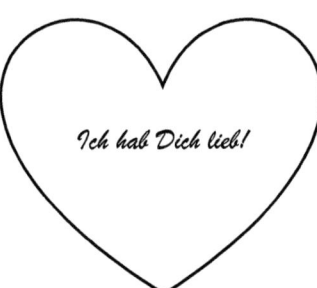

Ich hab Dich lieb!

Mein liebes Enkelkind

18. Juni

Wer meint, nur seine Ansichten seien richtig, ist schon intolerant.

☐ Was ich Dir gerne erzählen würde
☐ Was ich Dir gerne zeigen würde
☐ Was ich Dir gerne kochen/backen würde
☐ Was ich gerne mit Dir unternehmen würde
☐ Wovon ich träume

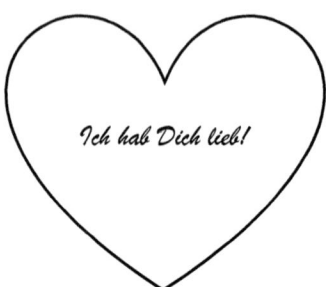

Mein liebes Enkelkind

19. Juni

Über die Steine, die wir uns heute in den Weg legen, werden wir morgen stolpern.

☐ Was ich Dir gerne erzählen würde
☐ Was ich Dir gerne zeigen würde
☐ Was ich Dir gerne kochen/backen würde
☐ Was ich gerne mit Dir unternehmen würde
☐ Wovon ich träume

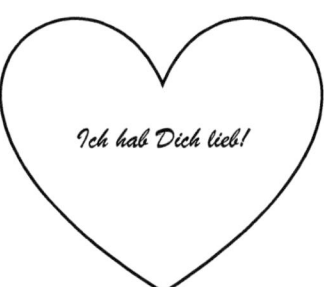

Ich hab Dich lieb!

Mein liebes Enkelkind

20. Juni

Weil wir mit unsern Enkeln gleichzeitig in verschiedenen Zeiten leben, kann es zu Verständnisproblemen kommen.

☐ Was ich Dir gerne erzählen würde
☐ Was ich Dir gerne zeigen würde
☐ Was ich Dir gerne kochen/backen würde
☐ Was ich gerne mit Dir unternehmen würde
☐ Wovon ich träume

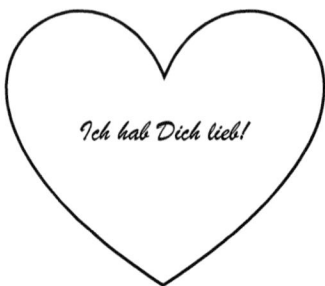

Ich hab Dich lieb!

Mein liebes Enkelkind

21. Juni

Die eigenen Kinder loszulassen, wenn sie erwachsen geworden sind, ist schon schwierig, sich nicht an die Enkelkinder zu klammern vielleicht noch ein bisschen schwieriger.

- ☐ Was ich Dir gerne erzählen würde
- ☐ Was ich Dir gerne zeigen würde
- ☐ Was ich Dir gerne kochen/backen würde
- ☐ Was ich gerne mit Dir unternehmen würde
- ☐ Wovon ich träume

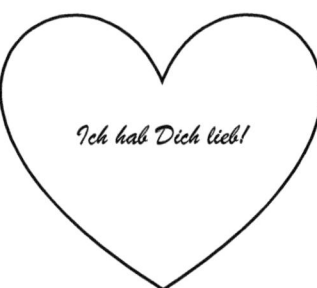

Ich hab Dich lieb!

Mein liebes Enkelkind

22. Juni

Lernen wir, nicht jedes Wort unserer Enkelkinder auf die Goldwaage zu legen, werden uns die jungen Menschen sehr mögen.

☐ Was ich Dir gerne erzählen würde
☐ Was ich Dir gerne zeigen würde
☐ Was ich Dir gerne kochen/backen würde
☐ Was ich gerne mit Dir unternehmen würde
☐ Wovon ich träume

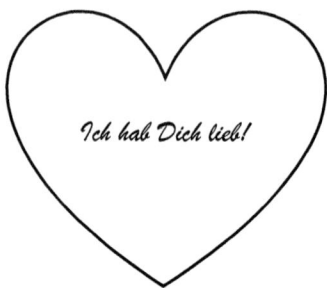

Ich hab Dich lieb!

Mein liebes Enkelkind

23. Juni

Nicht nur Enkel können quengeln, wenn es darum geht, den eigenen Willen durchzusetzen, auch wir Großeltern können das. Wenn es darum ginge, sich für die Enkel einzusetzen, wäre Quengeln eine positive großelterliche Eigenschaft. Wenn es dabei nur um uns ginge, eine fragwürdige.

☐ Was ich Dir gerne erzählen würde
☐ Was ich Dir gerne zeigen würde
☐ Was ich Dir gerne kochen/backen würde
☐ Was ich gerne mit Dir unternehmen würde
☐ Wovon ich träume

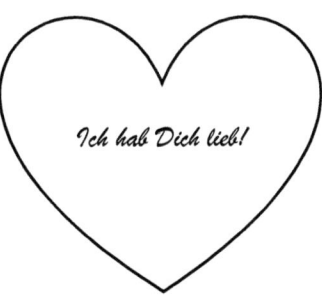

Mein liebes Enkelkind

24. Juni

Negative Vorkommnisse sollte man nicht in jedem Fall zu vergessen suchen.
Vielleicht lohnt es sich, daraus zu lernen.

☐ Was ich Dir gerne erzählen würde
☐ Was ich Dir gerne zeigen würde
☐ Was ich Dir gerne kochen/backen würde
☐ Was ich gerne mit Dir unternehmen würde
☐ Wovon ich träume

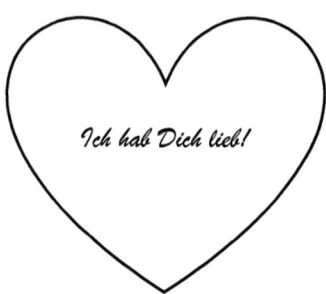
Ich hab Dich lieb!

Mein liebes Enkelkind

25. Juni

Enkelliebe ist wie eine Anti-Aging Creme, sie glättet manche Lebensfalte.

- ☐ Was ich Dir gerne erzählen würde
- ☐ Was ich Dir gerne zeigen würde
- ☐ Was ich Dir gerne kochen/backen würde
- ☐ Was ich gerne mit Dir unternehmen würde
- ☐ Wovon ich träume

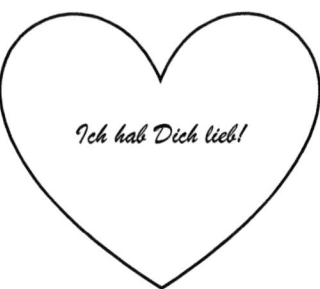

Ich hab Dich lieb!

Mein liebes Enkelkind

26. Juni

Gebrauchtwerden hält jung, sich vereinnahmen zu lassen macht unzufrieden und krank.

☐ Was ich Dir gerne erzählen würde
☐ Was ich Dir gerne zeigen würde
☐ Was ich Dir gerne kochen/backen würde
☐ Was ich gerne mit Dir unternehmen würde
☐ Wovon ich träume

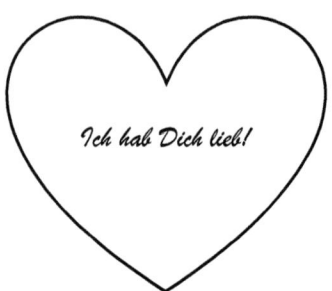

Ich hab Dich lieb!

Mein liebes Enkelkind

27. Juni

Zufriedenheit ist der Motor für Kreativität und Engagement.

☐ Was ich Dir gerne erzählen würde
☐ Was ich Dir gerne zeigen würde
☐ Was ich Dir gerne kochen/backen würde
☐ Was ich gerne mit Dir unternehmen würde
☐ Wovon ich träume

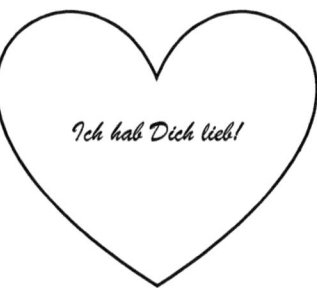

Ich hab Dich lieb!

Mein liebes Enkelkind

28. Juni

Wer auch ohne Enkel Sinn und Inhalt in seinem Leben hat, für den ist die nachfolgende Generation sowas wie ein Sahnehäubchen auf dem Dessert des Lebens. Wer aber in den Enkeln seinen Lebenssinn sucht, dem könnte alles bitter aufstoßen.

☐ Was ich Dir gerne erzählen würde
☐ Was ich Dir gerne zeigen würde
☐ Was ich Dir gerne kochen/backen würde
☐ Was ich gerne mit Dir unternehmen würde
☐ Wovon ich träume

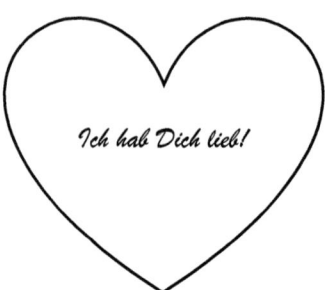

Ich hab Dich lieb!

Mein liebes Enkelkind

29. Juni

Wer bei seinen Kindern Rechnungen über »Schuldigsein« und »Verdienst« aufmacht, wird schnell ins Minus geraten.

☐ Was ich Dir gerne erzählen würde
☐ Was ich Dir gerne zeigen würde
☐ Was ich Dir gerne kochen/backen würde
☐ Was ich gerne mit Dir unternehmen würde
☐ Wovon ich träume

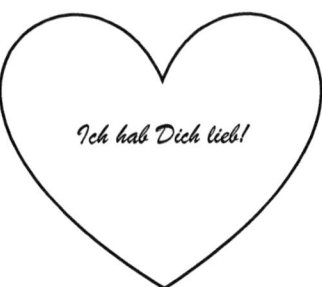

Ich hab Dich lieb!

Mein liebes Enkelkind

30. Juni

Falsche Loyalität gegenüber Familiengliedern kann für alle fatale Folgen haben.

☐ Was ich Dir gerne erzählen würde
☐ Was ich Dir gerne zeigen würde
☐ Was ich Dir gerne kochen/backen würde
☐ Was ich gerne mit Dir unternehmen würde
☐ Wovon ich träume

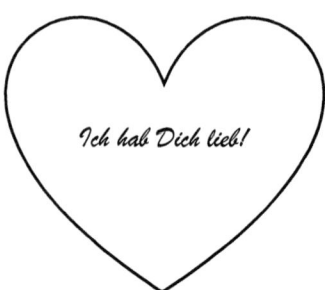

Ich hab Dich lieb!

Mein liebes Enkelkind

1. Juli

An unserm Wunsch, dass es den Kindern und Enkeln besser gehen soll, ist eigentlich nichts auszusetzen. Nur, was mit »besser« gemeint ist, darüber könnten die Meinungen auseinandergehen.

☐ Was ich Dir gerne erzählen würde
☐ Was ich Dir gerne zeigen würde
☐ Was ich Dir gerne kochen/backen würde
☐ Was ich gerne mit Dir unternehmen würde
☐ Wovon ich träume

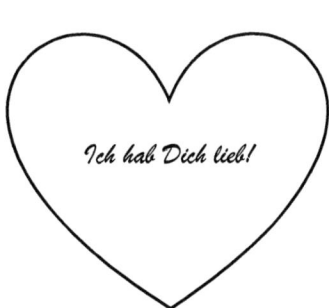

Ich hab Dich lieb!

Mein liebes Enkelkind

2. Juli

Oma und Opa sind sehr wichtig für die Familie, wenn sie sich nicht als Diktatoren aufführen.

☐ Was ich Dir gerne erzählen würde
☐ Was ich Dir gerne zeigen würde
☐ Was ich Dir gerne kochen/backen würde
☐ Was ich gerne mit Dir unternehmen würde
☐ Wovon ich träume

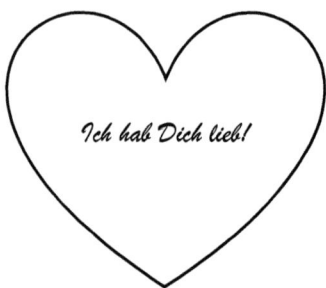

Ich hab Dich lieb!

Mein liebes Enkelkind

3. Juli

Gehen Sie mit Ihren Enkeln auf Entdeckungsreise in die Natur und lernen Sie gemeinsam zu staunen. Dabei ist es egal, wie alt Ihre Enkel sind.

☐ Was ich Dir gerne erzählen würde
☐ Was ich Dir gerne zeigen würde
☐ Was ich Dir gerne kochen/backen würde
☐ Was ich gerne mit Dir unternehmen würde
☐ Wovon ich träume

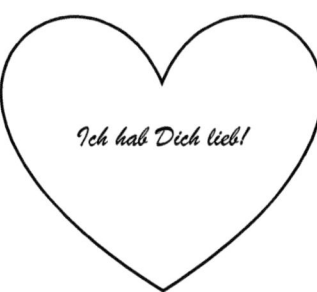

Ich hab Dich lieb!

Mein liebes Enkelkind

4. Juli

Wer seine eigenen Stärken und Schwächen kennt und offen damit umgeht, muss sich nicht verstellen. Das macht uns zu umgänglichen Menschen.

- ☐ Was ich Dir gerne erzählen würde
- ☐ Was ich Dir gerne zeigen würde
- ☐ Was ich Dir gerne kochen/backen würde
- ☐ Was ich gerne mit Dir unternehmen würde
- ☐ Wovon ich träume

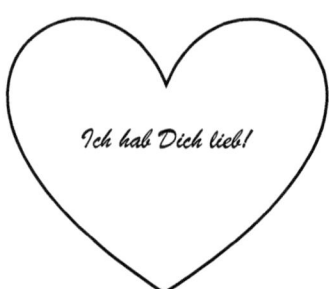

Ich hab Dich lieb!

Mein liebes Enkelkind

5. Juli

Wenn wir resignieren, warum auch immer, hemmen wir nicht nur unsere Weiterentwicklung, sondern auch die der jungen Generation.

☐ Was ich Dir gerne erzählen würde
☐ Was ich Dir gerne zeigen würde
☐ Was ich Dir gerne kochen/backen würde
☐ Was ich gerne mit Dir unternehmen würde
☐ Wovon ich träume

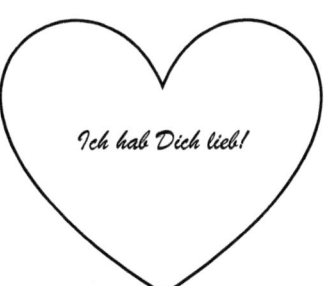

Mein liebes Enkelkind

6. Juli

Wir, unsere Kinder und Enkel müssen nicht immer und in allem die Besten sein. Es sollte genügen, dass es uns gibt.

☐ Was ich Dir gerne erzählen würde
☐ Was ich Dir gerne zeigen würde
☐ Was ich Dir gerne kochen/backen würde
☐ Was ich gerne mit Dir unternehmen würde
☐ Wovon ich träume

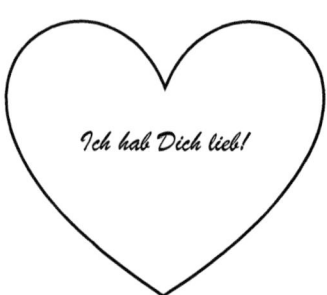

Ich hab Dich lieb!

Mein liebes Enkelkind

7. Juli

Wir dürfen ruhig ein bisschen merkwürdig werden, denn wer immer nur Erwartungen erfüllt, wird irgendwann nicht mehr als eigenständige Persönlichkeit wahrgenommen.

☐ Was ich Dir gerne erzählen würde
☐ Was ich Dir gerne zeigen würde
☐ Was ich Dir gerne kochen/backen würde
☐ Was ich gerne mit Dir unternehmen würde
☐ Wovon ich träume

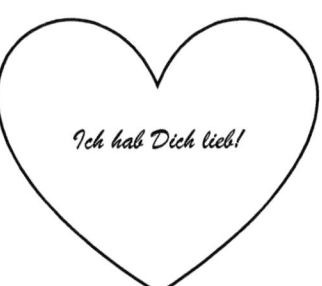
Ich hab Dich lieb!

Mein liebes Enkelkind

8. Juli

Auch wenn Sie sich in mancher Hinsicht zur Hilfe bei Kindern und Enkeln verpflichtet haben, sorgen Sie stets dafür, dass bei allem die Basis von Freiheit und Freiwilligkeit erhalten bleibt.

☐ Was ich Dir gerne erzählen würde
☐ Was ich Dir gerne zeigen würde
☐ Was ich Dir gerne kochen/backen würde
☐ Was ich gerne mit Dir unternehmen würde
☐ Wovon ich träume

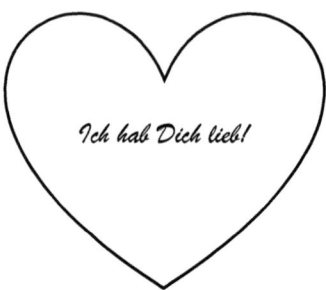

Ich hab Dich lieb!

Mein liebes Enkelkind

9. Juli

Sich nicht in die Angelegenheiten der Kinder oder Enkel einzumischen und dennoch gefragt zu sein, ist die höhere Schule der Großelternweisheit.

☐ Was ich Dir gerne erzählen würde
☐ Was ich Dir gerne zeigen würde
☐ Was ich Dir gerne kochen/backen würde
☐ Was ich gerne mit Dir unternehmen würde
☐ Wovon ich träume

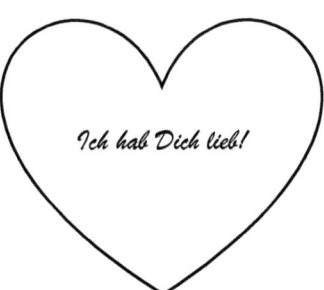

Mein liebes Enkelkind

10. Juli

Enkel sind der perfekte Spiegel, wenn wir wissen wollen, ob unsere Ansichten noch gefragt sind oder es geboten wäre, manches zu überdenken.

☐ Was ich Dir gerne erzählen würde
☐ Was ich Dir gerne zeigen würde
☐ Was ich Dir gerne kochen/backen würde
☐ Was ich gerne mit Dir unternehmen würde
☐ Wovon ich träume

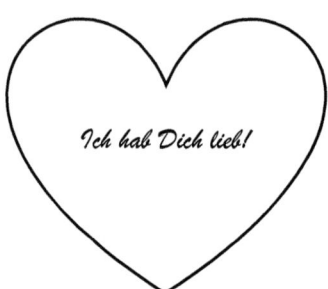

Ich hab Dich lieb!

Mein liebes Enkelkind

11. Juli

Sollten Ihre Enkel Sie ins Vertrauen ziehen, dürfen Sie sich freuen und stolz sein. Jedoch sollten Sie Ihnen Ihre Schweigepflicht heilig sein.

☐ Was ich Dir gerne erzählen würde
☐ Was ich Dir gerne zeigen würde
☐ Was ich Dir gerne kochen/backen würde
☐ Was ich gerne mit Dir unternehmen würde
☐ Wovon ich träume

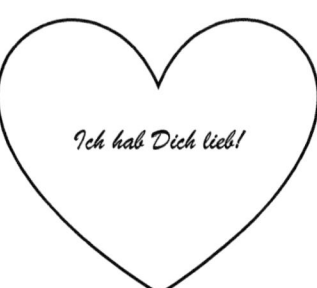

Ich hab Dich lieb!

Mein liebes Enkelkind

12. Juli

Wir dürfen vergesslich sein, was Kränkungen durch Kinder und Enkel angeht, aber wir dürfen stets parat haben, was sie auszeichnet und zu besonderen Menschen macht.

☐ Was ich Dir gerne erzählen würde
☐ Was ich Dir gerne zeigen würde
☐ Was ich Dir gerne kochen/backen würde
☐ Was ich gerne mit Dir unternehmen würde
☐ Wovon ich träume

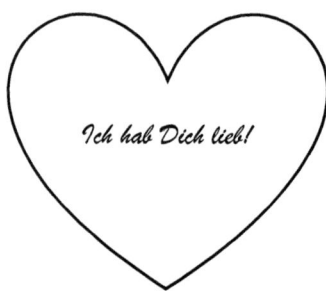

Ich hab Dich lieb!

Mein liebes Enkelkind

13. Juli

Angepasst zu leben bedeutet oft, sich selbst aufgeben zu müssen. Deshalb kennt mancher sich nicht mal selbst.

- ☐ Was ich Dir gerne erzählen würde
- ☐ Was ich Dir gerne zeigen würde
- ☐ Was ich Dir gerne kochen/backen würde
- ☐ Was ich gerne mit Dir unternehmen würde
- ☐ Wovon ich träume

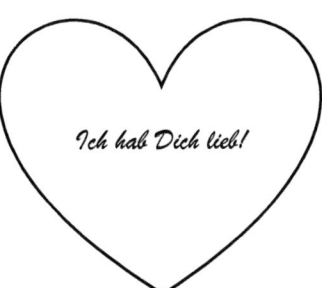

Mein liebes Enkelkind

14. Juli

Wenn wir behutsam unsere eigenen Wünsche zu verwirklichen wissen, wird sich das positiv auf die Enkelbeziehung auswirken. Denn was kann Enkeln besseres geschehen, als zufriedene Großeltern?

☐ Was ich Dir gerne erzählen würde
☐ Was ich Dir gerne zeigen würde
☐ Was ich Dir gerne kochen/backen würde
☐ Was ich gerne mit Dir unternehmen würde
☐ Wovon ich träume

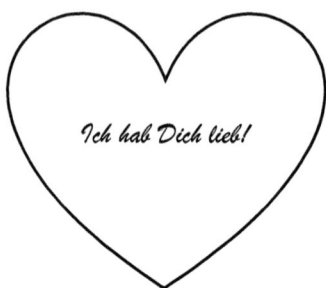

Ich hab Dich lieb!

Mein liebes Enkelkind

15. Juli

Bevor wir uns über die Enkelgeneration aufregen, sollten wir unser eigenes Medienverhalten beobachten und steuern.

- ☐ Was ich Dir gerne erzählen würde
- ☐ Was ich Dir gerne zeigen würde
- ☐ Was ich Dir gerne kochen/backen würde
- ☐ Was ich gerne mit Dir unternehmen würde
- ☐ Wovon ich träume

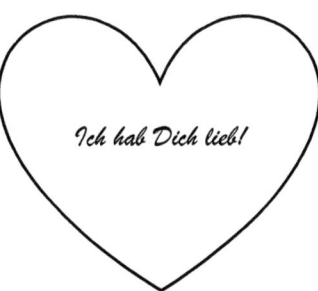

Ich hab Dich lieb!

Mein liebes Enkelkind

16. Juli

Unsere Träume bedingen unsere Ziele: wenn wir uns und den Enkeln nicht erlauben, große Träume zu haben, müssen wir uns nicht wundern, wenn es keine Visionen mehr gibt.

☐ Was ich Dir gerne erzählen würde
☐ Was ich Dir gerne zeigen würde
☐ Was ich Dir gerne kochen/backen würde
☐ Was ich gerne mit Dir unternehmen würde
☐ Wovon ich träume

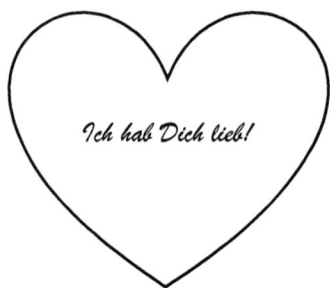

Ich hab Dich lieb!

Mein liebes Enkelkind

17. Juli

Öffnen Sie Ihr Herz für jedes Familienmitglied und Sie werden staunen, was das mit allen macht.

☐ Was ich Dir gerne erzählen würde
☐ Was ich Dir gerne zeigen würde
☐ Was ich Dir gerne kochen/backen würde
☐ Was ich gerne mit Dir unternehmen würde
☐ Wovon ich träume

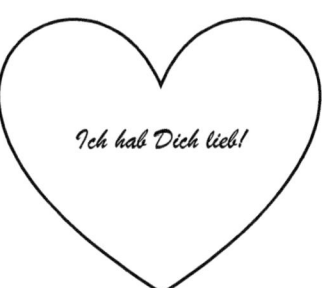

Mein liebes Enkelkind

18. Juli

Jeder Mensch hat ein Kreativitäts-»Gen«. Finden Sie Ihres heraus und überraschen Sie Ihre Enkel damit.

☐ Was ich Dir gerne erzählen würde
☐ Was ich Dir gerne zeigen würde
☐ Was ich Dir gerne kochen/backen würde
☐ Was ich gerne mit Dir unternehmen würde
☐ Wovon ich träume

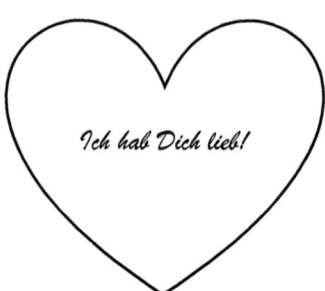

Ich hab Dich lieb!

Mein liebes Enkelkind

19. Juli

Sich auf die eigenen Stärken zu besinnen bewahrt uns vor dem Einmischen in die Enkelfamilie.

☐ Was ich Dir gerne erzählen würde
☐ Was ich Dir gerne zeigen würde
☐ Was ich Dir gerne kochen/backen würde
☐ Was ich gerne mit Dir unternehmen würde
☐ Wovon ich träume

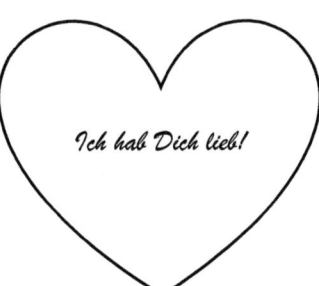
Ich hab Dich lieb!

Mein liebes Enkelkind

20. Juli

Da wir uns weder die Kinder noch die Enkel nach unserm Gutdünken backen können, lasst uns stattdessen Kuchen backen.

☐ Was ich Dir gerne erzählen würde
☐ Was ich Dir gerne zeigen würde
☐ Was ich Dir gerne kochen/backen würde
☐ Was ich gerne mit Dir unternehmen würde
☐ Wovon ich träume

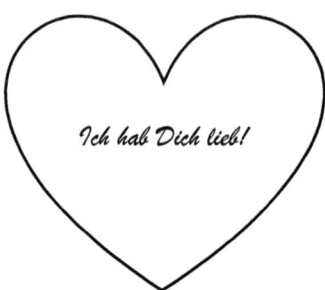

Ich hab Dich lieb!

Mein liebes Enkelkind

21. Juli

Es gibt vieles, was man auch später machen könnte: eine Reise, ein Studium oder das Hobby. Eins lässt sich nicht auf später verschieben: das Oma- oder Opasein.

☐ Was ich Dir gerne erzählen würde
☐ Was ich Dir gerne zeigen würde
☐ Was ich Dir gerne kochen/backen würde
☐ Was ich gerne mit Dir unternehmen würde
☐ Wovon ich träume

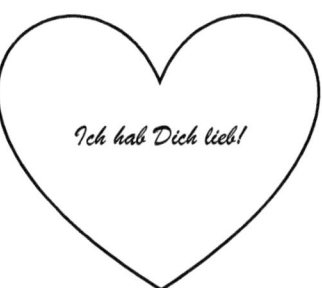

Ich hab Dich lieb!

Mein liebes Enkelkind

22. Juli

Während der Sommerferien könnte unser Einsatz bei der Enkelbetreuung gefragt sein.

☐ Was ich Dir gerne erzählen würde
☐ Was ich Dir gerne zeigen würde
☐ Was ich Dir gerne kochen/backen würde
☐ Was ich gerne mit Dir unternehmen würde
☐ Wovon ich träume

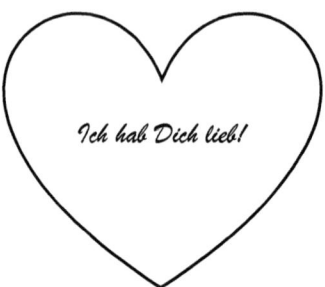

Ich hab Dich lieb!

Mein liebes Enkelkind

23. Juli

Sorgen Sie dafür, dass Ihre Enkel richtig schwimmen lernen.

☐ Was ich Dir gerne erzählen würde
☐ Was ich Dir gerne zeigen würde
☐ Was ich Dir gerne kochen/backen würde
☐ Was ich gerne mit Dir unternehmen würde
☐ Wovon ich träume

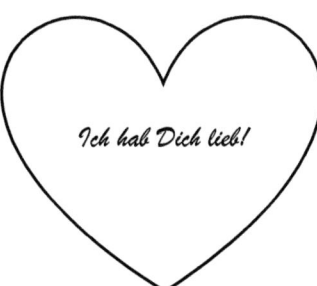

Ich hab Dich lieb!

Mein liebes Enkelkind

24. Juli

Rücksicht bedeutet, dass alle aufeinander achten, damit ein Miteinander daraus wird.

☐ Was ich Dir gerne erzählen würde
☐ Was ich Dir gerne zeigen würde
☐ Was ich Dir gerne kochen/backen würde
☐ Was ich gerne mit Dir unternehmen würde
☐ Wovon ich träume

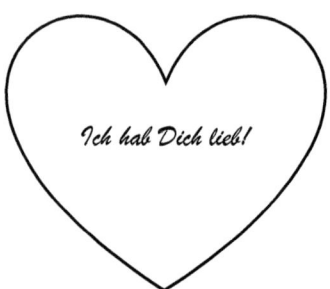

Ich hab Dich lieb!

Mein liebes Enkelkind

25. Juli

Wer sein Wohlwollen an Bedingungen knüpft, kann selber keines erwarten.

☐ Was ich Dir gerne erzählen würde
☐ Was ich Dir gerne zeigen würde
☐ Was ich Dir gerne kochen/backen würde
☐ Was ich gerne mit Dir unternehmen würde
☐ Wovon ich träume

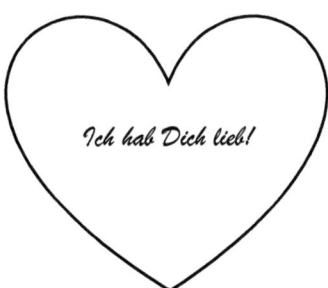

Ich hab Dich lieb!

Mein liebes Enkelkind

26. Juli

Machen Sie Ihr Zuhause zu einem Begegnungsort der Generationen.

☐ Was ich Dir gerne erzählen würde
☐ Was ich Dir gerne zeigen würde
☐ Was ich Dir gerne kochen/backen würde
☐ Was ich gerne mit Dir unternehmen würde
☐ Wovon ich träume

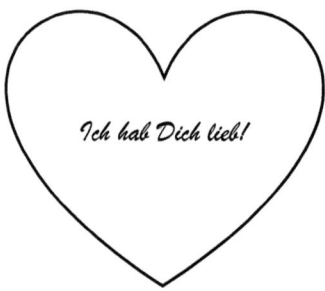

Ich hab Dich lieb!

Mein liebes Enkelkind

27. Juli

Der eine kann dies, der andere das – sich zu ergänzen, so funktioniert Familie mit unterschiedlichen Generationen.

- ☐ Was ich Dir gerne erzählen würde
- ☐ Was ich Dir gerne zeigen würde
- ☐ Was ich Dir gerne kochen/backen würde
- ☐ Was ich gerne mit Dir unternehmen würde
- ☐ Wovon ich träume

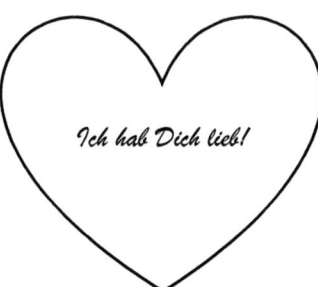

Ich hab Dich lieb!

Mein liebes Enkelkind

28. Juli

Was haben Familie und Häuser gemeinsam? Manches wird neu gebaut, manches saniert und manches fällt leider der Abrissbirne zum Opfer. Wir haben die Wahl.

- ☐ Was ich Dir gerne erzählen würde
- ☐ Was ich Dir gerne zeigen würde
- ☐ Was ich Dir gerne kochen/backen würde
- ☐ Was ich gerne mit Dir unternehmen würde
- ☐ Wovon ich träume7

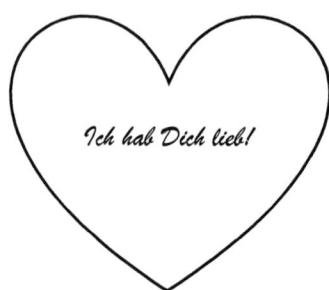

Ich hab Dich lieb!

Mein liebes Enkelkind

29. Juli

Enkel sind kein Werkstoff, den wir nach Gutdünken bearbeiten können. Unser Einfluss muss sanft geschehen, nur dann werden wir etwas ausrichten.

☐ Was ich Dir gerne erzählen würde
☐ Was ich Dir gerne zeigen würde
☐ Was ich Dir gerne kochen/backen würde
☐ Was ich gerne mit Dir unternehmen würde
☐ Wovon ich träume

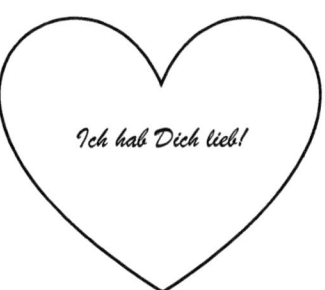

Ich hab Dich lieb!

Mein liebes Enkelkind

30. Juli

Interesse an den Enkeln braucht ein gesundes Maß Neugier, ausschließliche Neugier muss noch kein Interesse sein.

☐ Was ich Dir gerne erzählen würde
☐ Was ich Dir gerne zeigen würde
☐ Was ich Dir gerne kochen/backen würde
☐ Was ich gerne mit Dir unternehmen würde
☐ Wovon ich träume

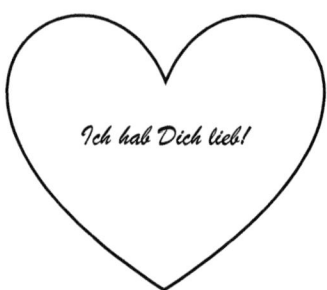
Ich hab Dich lieb!

Mein liebes Enkelkind

31. Juli

Wir müssen miteinander, weil es nicht ohne einander geht. Keine Generation kann ohne die andere das Leben gestalten.

☐ Was ich Dir gerne erzählen würde
☐ Was ich Dir gerne zeigen würde
☐ Was ich Dir gerne kochen/backen würde
☐ Was ich gerne mit Dir unternehmen würde
☐ Wovon ich träume

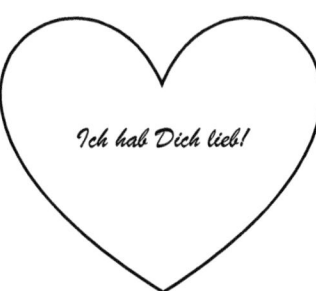

Ich hab Dich lieb!

Mein liebes Enkelkind

1. August

Wer manchmal Porzellan zerschlägt, sollte sich im Kitten verstehen.

- ☐ Was ich Dir gerne erzählen würde
- ☐ Was ich Dir gerne zeigen würde
- ☐ Was ich Dir gerne kochen/backen würde
- ☐ Was ich gerne mit Dir unternehmen würde
- ☐ Wovon ich träume

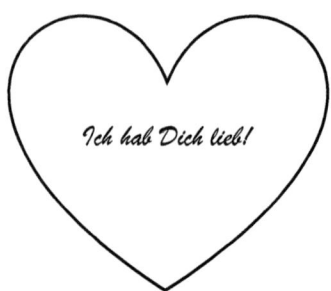

Ich hab Dich lieb!

Mein liebes Enkelkind

2. August

Auch wenn Kinder heutzutage anders wahrgenommen werden als zu unserer Zeit, brauchen sie Großeltern, die ein wenig »altmodisch« sind.

☐ Was ich Dir gerne erzählen würde
☐ Was ich Dir gerne zeigen würde
☐ Was ich Dir gerne kochen/backen würde
☐ Was ich gerne mit Dir unternehmen würde
☐ Wovon ich träume

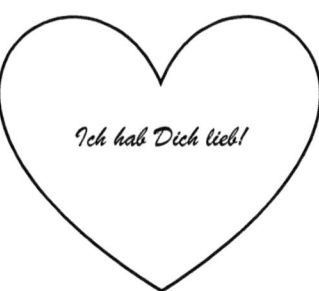

Ich hab Dich lieb!

Mein liebes Enkelkind

3. August

Mediation ist kein Modewort wenn es darum geht, eine Kluft zwischen uns und unsern Kindern zu überbrücken.

- ☐ Was ich Dir gerne erzählen würde
- ☐ Was ich Dir gerne zeigen würde
- ☐ Was ich Dir gerne kochen/backen würde
- ☐ Was ich gerne mit Dir unternehmen würde
- ☐ Wovon ich träume

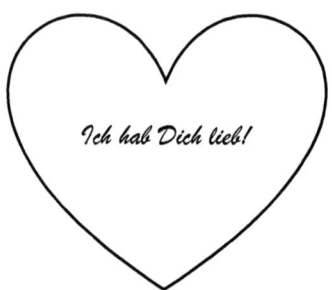

Ich hab Dich lieb!

Mein liebes Enkelkind

4. August

Dass die nachfolgenden Generationen nicht mehr unbedingt nach unserer Pfeife tanzen ist nicht Ausdruck von Missachtung, sondern eine gesunde Entwicklung.

☐ Was ich Dir gerne erzählen würde
☐ Was ich Dir gerne zeigen würde
☐ Was ich Dir gerne kochen/backen würde
☐ Was ich gerne mit Dir unternehmen würde
☐ Wovon ich träume

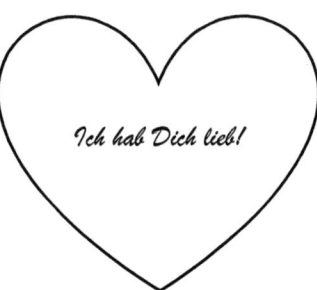

Ich hab Dich lieb!

Mein liebes Enkelkind

5. August

Was kann uns Besseres geschehen, als dass unsere Enkel gerne zu uns kommen?

☐ Was ich Dir gerne erzählen würde
☐ Was ich Dir gerne zeigen würde
☐ Was ich Dir gerne kochen/backen würde
☐ Was ich gerne mit Dir unternehmen würde
☐ Wovon ich träume

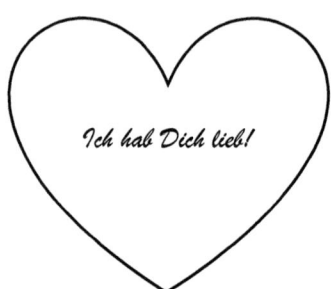

Ich hab Dich lieb!

Mein liebes Enkelkind

6. August

Was wäre das Leben ohne Träume und Versäumnisse? Nur wer von etwas träumt, weiß, was er vielleicht versäumt, und das macht uns menschlich.

☐ Was ich Dir gerne erzählen würde
☐ Was ich Dir gerne zeigen würde
☐ Was ich Dir gerne kochen/backen würde
☐ Was ich gerne mit Dir unternehmen würde
☐ Wovon ich träume

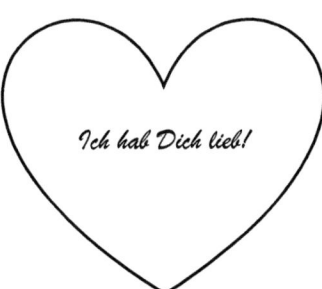

Ich hab Dich lieb!

Mein liebes Enkelkind

7. August

Als Oma und Opa sind wir nicht zur Naivität verpflichtet, sondern zur Wachsamkeit. Es geht uns wohl etwas an, in welchem Zustand unser Planet ist.

☐ Was ich Dir gerne erzählen würde
☐ Was ich Dir gerne zeigen würde
☐ Was ich Dir gerne kochen/backen würde
☐ Was ich gerne mit Dir unternehmen würde
☐ Wovon ich träume

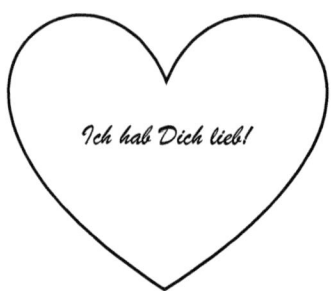

Ich hab Dich lieb!

Mein liebes Enkelkind

8. August

Heute schon gelächelt? Lächeln bringt positive Energie.

☐ Was ich Dir gerne erzählen würde
☐ Was ich Dir gerne zeigen würde
☐ Was ich Dir gerne kochen/backen würde
☐ Was ich gerne mit Dir unternehmen würde
☐ Wovon ich träume

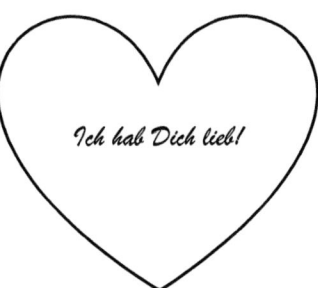

Ich hab Dich lieb!

Mein liebes Enkelkind

9. August

Bringen Sie Farbe in Ihr Leben, ziehen Sie sich was Flottes an, damit Ihre Enkel stolz auf Sie sind.

- ☐ Was ich Dir gerne erzählen würde
- ☐ Was ich Dir gerne zeigen würde
- ☐ Was ich Dir gerne kochen/backen würde
- ☐ Was ich gerne mit Dir unternehmen würde
- ☐ Wovon ich träume

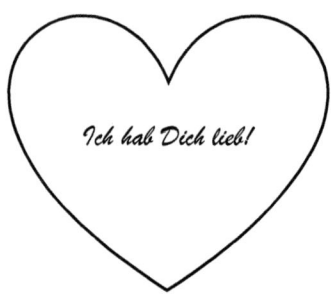

Ich hab Dich lieb!

Mein liebes Enkelkind

10. August

Sich nicht einzumischen und trotzdem ein Miteinander zu pflegen ist großelterliche Lebenskunst.

☐ Was ich Dir gerne erzählen würde
☐ Was ich Dir gerne zeigen würde
☐ Was ich Dir gerne kochen/backen würde
☐ Was ich gerne mit Dir unternehmen würde
☐ Wovon ich träume

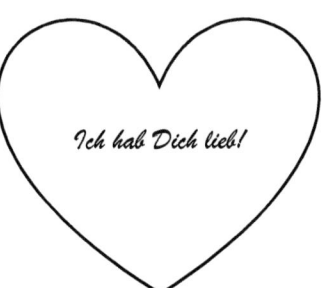

Ich hab Dich lieb!

Mein liebes Enkelkind

11. August

Vereinnahmen lassen oder Gebrauchtwerden? Es liegt an uns.

☐ Was ich Dir gerne erzählen würde
☐ Was ich Dir gerne zeigen würde
☐ Was ich Dir gerne kochen/backen würde
☐ Was ich gerne mit Dir unternehmen würde
☐ Wovon ich träume

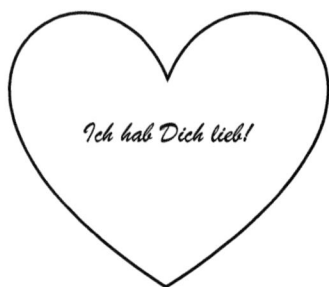

Ich hab Dich lieb!

Mein liebes Enkelkind

12. August

Hilflosigkeit wird dann ein Problem, wenn wir sie als Ausrede gebrauchen.

☐ Was ich Dir gerne erzählen würde
☐ Was ich Dir gerne zeigen würde
☐ Was ich Dir gerne kochen/backen würde
☐ Was ich gerne mit Dir unternehmen würde
☐ Wovon ich träume

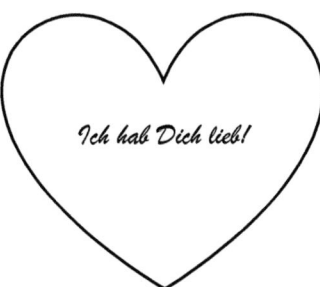

Ich hab Dich lieb!

Mein liebes Enkelkind

13. August

Nicht nur wir sind wichtig für die Enkel, umgekehrt ist es genauso.

☐ Was ich Dir gerne erzählen würde
☐ Was ich Dir gerne zeigen würde
☐ Was ich Dir gerne kochen/backen würde
☐ Was ich gerne mit Dir unternehmen würde
☐ Wovon ich träume

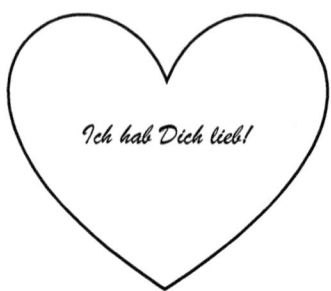

Ich hab Dich lieb!

Mein liebes Enkelkind

14. August

Glücklichsein ist ein sehr persönlicher Zustand, weshalb Vergleiche mit andern nur unglücklich machen.

- ☐ Was ich Dir gerne erzählen würde
- ☐ Was ich Dir gerne zeigen würde
- ☐ Was ich Dir gerne kochen/backen würde
- ☐ Was ich gerne mit Dir unternehmen würde
- ☐ Wovon ich träume

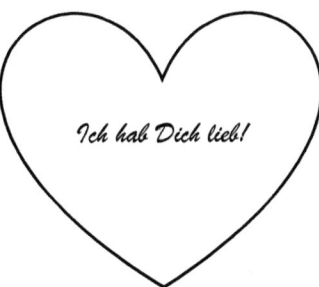

Ich hab Dich lieb!

Mein liebes Enkelkind

15. August

Arbeiten Sie täglich an Ihrem Selbstwert, indem Sie sich Ihre Stärken und Schwächen bewusst machen.

☐ Was ich Dir gerne erzählen würde
☐ Was ich Dir gerne zeigen würde
☐ Was ich Dir gerne kochen/backen würde
☐ Was ich gerne mit Dir unternehmen würde
☐ Wovon ich träume

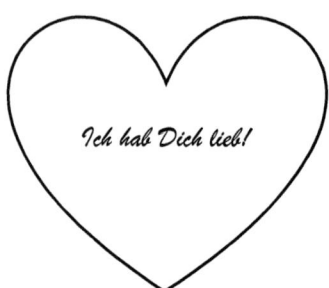

Ich hab Dich lieb!

Mein liebes Enkelkind

16. August

Körperliche Bewegung ernährt das Gehirn.

☐ Was ich Dir gerne erzählen würde
☐ Was ich Dir gerne zeigen würde
☐ Was ich Dir gerne kochen/backen würde
☐ Was ich gerne mit Dir unternehmen würde
☐ Wovon ich träume

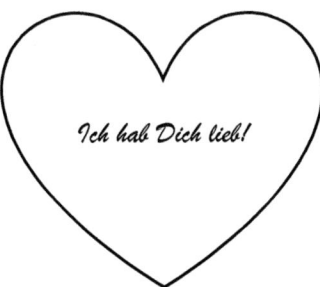

Ich hab Dich lieb!

Mein liebes Enkelkind

17. August

Humor glättet manche Woge, wer über sich selbst lachen kann, behält stets die Oberhand.

☐ Was ich Dir gerne erzählen würde
☐ Was ich Dir gerne zeigen würde
☐ Was ich Dir gerne kochen/backen würde
☐ Was ich gerne mit Dir unternehmen würde
☐ Wovon ich träume

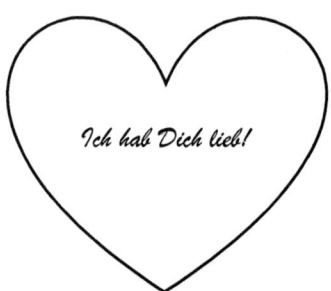

Ich hab Dich lieb!

Mein liebes Enkelkind

18. August

Unsere Weisheit kommt aus Lebensklugheit und die hat nichts mit Bildung zu tun.

☐ Was ich Dir gerne erzählen würde
☐ Was ich Dir gerne zeigen würde
☐ Was ich Dir gerne kochen/backen würde
☐ Was ich gerne mit Dir unternehmen würde
☐ Wovon ich träume

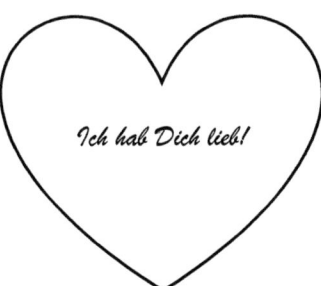

Ich hab Dich lieb!

Mein liebes Enkelkind

19. August

Auch wir müssen uns mal erholen, vergessen Sie darum nicht, Urlaub zu machen.

☐ Was ich Dir gerne erzählen würde
☐ Was ich Dir gerne zeigen würde
☐ Was ich Dir gerne kochen/backen würde
☐ Was ich gerne mit Dir unternehmen würde
☐ Wovon ich träume

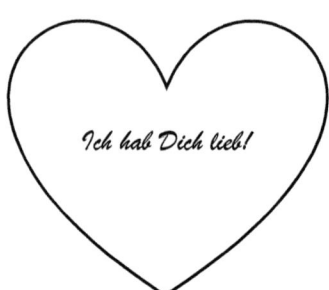

Mein liebes Enkelkind

20. August

Enkel sind unsere Brücke ins heutige Leben.

☐ Was ich Dir gerne erzählen würde
☐ Was ich Dir gerne zeigen würde
☐ Was ich Dir gerne kochen/backen würde
☐ Was ich gerne mit Dir unternehmen würde
☐ Wovon ich träume

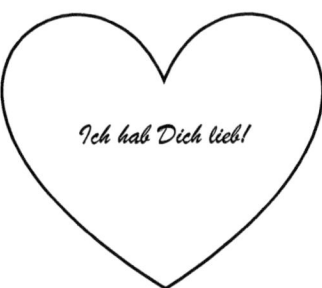

Ich hab Dich lieb!

Mein liebes Enkelkind

21. August

Achten Sie auf eine gesunde Ernährung, damit Ihre Enkelkinder noch lange etwas von Ihnen haben.

☐ Was ich Dir gerne erzählen würde
☐ Was ich Dir gerne zeigen würde
☐ Was ich Dir gerne kochen/backen würde
☐ Was ich gerne mit Dir unternehmen würde
☐ Wovon ich träume

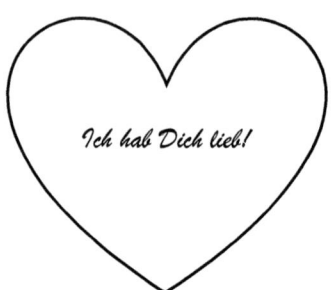

Mein liebes Enkelkind

22. August

Toleranz braucht einen Standpunkt.

☐ Was ich Dir gerne erzählen würde
☐ Was ich Dir gerne zeigen würde
☐ Was ich Dir gerne kochen/backen würde
☐ Was ich gerne mit Dir unternehmen würde
☐ Wovon ich träume

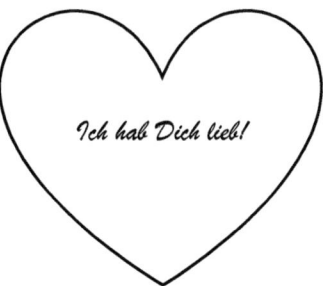

Mein liebes Enkelkind

23. August

Zum Familienfrieden tragen wir am besten bei, wenn wir bei uns beginnen.

☐ Was ich Dir gerne erzählen würde
☐ Was ich Dir gerne zeigen würde
☐ Was ich Dir gerne kochen/backen würde
☐ Was ich gerne mit Dir unternehmen würde
☐ Wovon ich träume

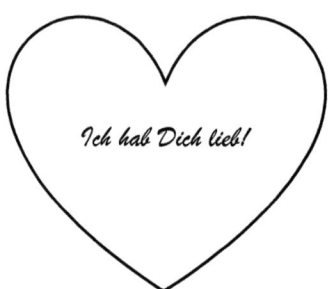

Ich hab Dich lieb!

Mein liebes Enkelkind

24. August

Manches lohnt die Aufregung nicht, warum sich also unnötig verausgaben?

☐ Was ich Dir gerne erzählen würde
☐ Was ich Dir gerne zeigen würde
☐ Was ich Dir gerne kochen/backen würde
☐ Was ich gerne mit Dir unternehmen würde
☐ Wovon ich träume

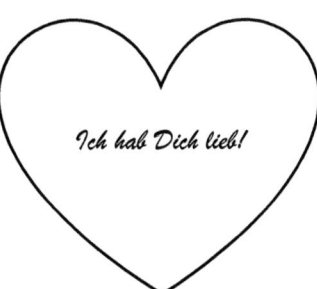

Ich hab Dich lieb!

Mein liebes Enkelkind

25. August

Sich im rechten Moment zurückziehen zu können macht unsere Anwesenheit umso wertvoller.

☐ Was ich Dir gerne erzählen würde
☐ Was ich Dir gerne zeigen würde
☐ Was ich Dir gerne kochen/backen würde
☐ Was ich gerne mit Dir unternehmen würde
☐ Wovon ich träume

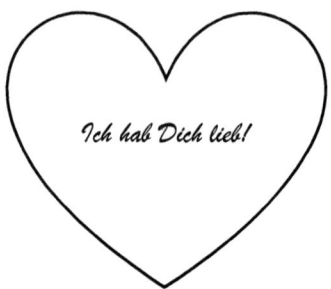

Mein liebes Enkelkind

26. August

Enkel sind wie ein Lebenselixier, je mehr wir davon bekommen, desto besser geht es uns.

☐ Was ich Dir gerne erzählen würde
☐ Was ich Dir gerne zeigen würde
☐ Was ich Dir gerne kochen/backen würde
☐ Was ich gerne mit Dir unternehmen würde
☐ Wovon ich träume

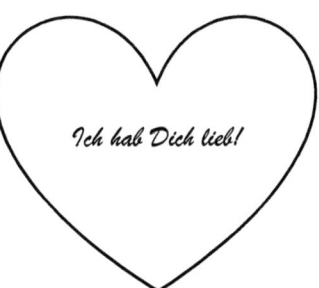

Ich hab Dich lieb!

Mein liebes Enkelkind

27. August

Wer Respekt will, muss auch mal nein sagen können.

- ☐ Was ich Dir gerne erzählen würde
- ☐ Was ich Dir gerne zeigen würde
- ☐ Was ich Dir gerne kochen/backen würde
- ☐ Was ich gerne mit Dir unternehmen würde
- ☐ Wovon ich träume

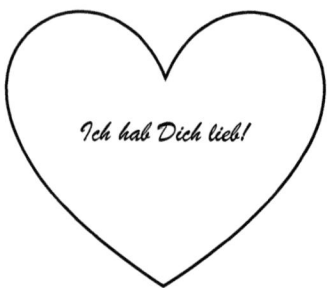

Ich hab Dich lieb!

Mein liebes Enkelkind

28. August

Ein zu viel an Liebe hat noch niemandem geschadet, ein zu wenig schon.

☐ Was ich Dir gerne erzählen würde
☐ Was ich Dir gerne zeigen würde
☐ Was ich Dir gerne kochen/backen würde
☐ Was ich gerne mit Dir unternehmen würde
☐ Wovon ich träume

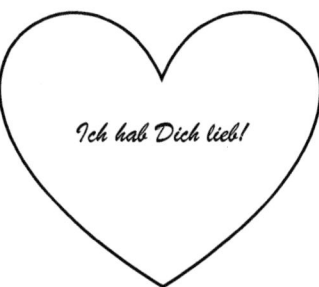

Ich hab Dich lieb!

Mein liebes Enkelkind

29. August

Wer alles daran setzt, eine perfekte Familie zu haben, erreicht meistens das Gegenteil.

☐ Was ich Dir gerne erzählen würde
☐ Was ich Dir gerne zeigen würde
☐ Was ich Dir gerne kochen/backen würde
☐ Was ich gerne mit Dir unternehmen würde
☐ Wovon ich träume

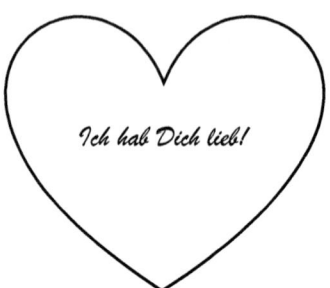

Ich hab Dich lieb!

Mein liebes Enkelkind

30. August

Nicht eingehaltene Versprechen höhlen die Beziehung zu den Enkeln aus, bis sie nicht mehr belastbar ist.

☐ Was ich Dir gerne erzählen würde
☐ Was ich Dir gerne zeigen würde
☐ Was ich Dir gerne kochen/backen würde
☐ Was ich gerne mit Dir unternehmen würde
☐ Wovon ich träume

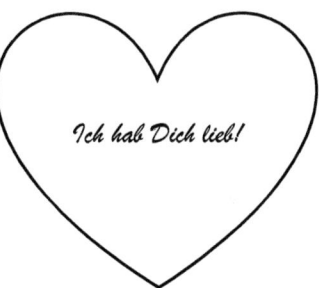
Ich hab Dich lieb!

Mein liebes Enkelkind

31. August

Verlässlichkeit ist das Fundament einer guten Enkelbeziehung.

☐ Was ich Dir gerne erzählen würde
☐ Was ich Dir gerne zeigen würde
☐ Was ich Dir gerne kochen/backen würde
☐ Was ich gerne mit Dir unternehmen würde
☐ Wovon ich träume

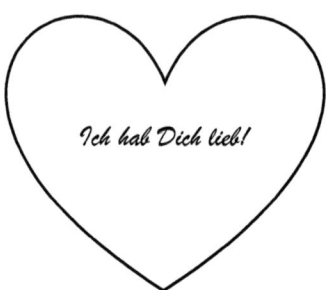

Ich hab Dich lieb!

Mein liebes Enkelkind

1. September

Bleiben Sie in jedem Fall gelassen.

☐ Was ich Dir gerne erzählen würde
☐ Was ich Dir gerne zeigen würde
☐ Was ich Dir gerne kochen/backen würde
☐ Was ich gerne mit Dir unternehmen würde
☐ Wovon ich träume

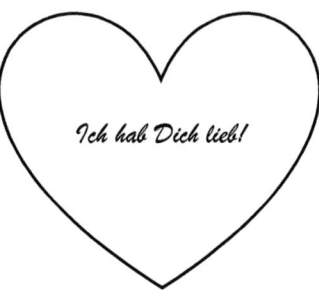

Mein liebes Enkelkind

2. September

Wir müssen nicht mehr erziehen. Begleiten reicht völlig.

☐ Was ich Dir gerne erzählen würde
☐ Was ich Dir gerne zeigen würde
☐ Was ich Dir gerne kochen/backen würde
☐ Was ich gerne mit Dir unternehmen würde
☐ Wovon ich träume

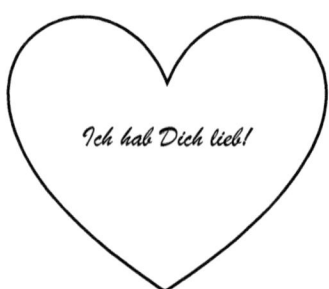

Ich hab Dich lieb!

Mein liebes Enkelkind

3. September

Üben Sie sich in Zurückhaltung – so Sie bleiben ein gern gesehenes Familienmitglied.

☐ Was ich Dir gerne erzählen würde
☐ Was ich Dir gerne zeigen würde
☐ Was ich Dir gerne kochen/backen würde
☐ Was ich gerne mit Dir unternehmen würde
☐ Wovon ich träume

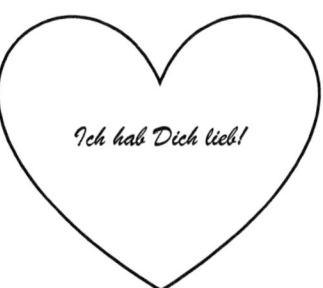

Ich hab Dich lieb!

Mein liebes Enkelkind

4. September

Neugierde ist solange eine positive Eigenschaft, wie sie nicht zur neu-Gier wird.

☐ Was ich Dir gerne erzählen würde
☐ Was ich Dir gerne zeigen würde
☐ Was ich Dir gerne kochen/backen würde
☐ Was ich gerne mit Dir unternehmen würde
☐ Wovon ich träume

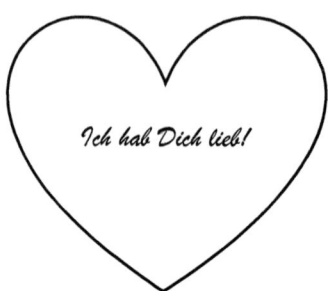

Ich hab Dich lieb!

Mein liebes Enkelkind

5. September

Beziehungen wollen gepflegt werden, auch die zu unsern Enkeln.

☐ Was ich Dir gerne erzählen würde
☐ Was ich Dir gerne zeigen würde
☐ Was ich Dir gerne kochen/backen würde
☐ Was ich gerne mit Dir unternehmen würde
☐ Wovon ich träume

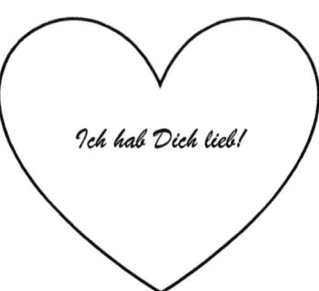

Ich hab Dich lieb!

Mein liebes Enkelkind

6. September

Achten Sie darauf, dass Geben und Nehmen nicht einseitig werden: wir geben und die anderen nehmen.

☐ Was ich Dir gerne erzählen würde
☐ Was ich Dir gerne zeigen würde
☐ Was ich Dir gerne kochen/backen würde
☐ Was ich gerne mit Dir unternehmen würde
☐ Wovon ich träume

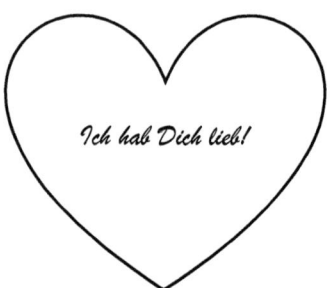

Ich hab Dich lieb!

Mein liebes Enkelkind

7. September

Wer stets im Mittelpunkt sein will, spielt sich schnell an den Rand.

☐ Was ich Dir gerne erzählen würde
☐ Was ich Dir gerne zeigen würde
☐ Was ich Dir gerne kochen/backen würde
☐ Was ich gerne mit Dir unternehmen würde
☐ Wovon ich träume

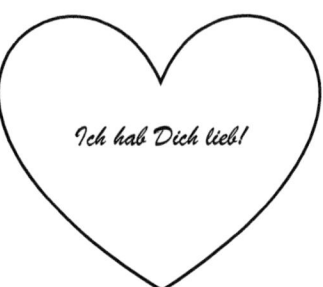

Ich hab Dich lieb!

Mein liebes Enkelkind

8. September

Enkel sind wichtig für uns, wenn sie aber zum Lebenssinn werden, handeln wir unklug.

- ☐ Was ich Dir gerne erzählen würde
- ☐ Was ich Dir gerne zeigen würde
- ☐ Was ich Dir gerne kochen/backen würde
- ☐ Was ich gerne mit Dir unternehmen würde
- ☐ Wovon ich träume

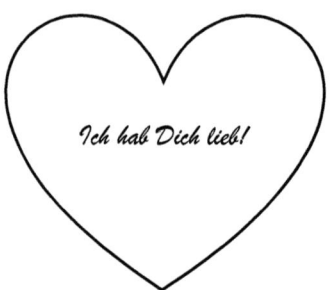

Ich hab Dich lieb!

Mein liebes Enkelkind

9. September

Unsere wohlwollende Gesinnung glättet manche Woge.

☐ Was ich Dir gerne erzählen würde
☐ Was ich Dir gerne zeigen würde
☐ Was ich Dir gerne kochen/backen würde
☐ Was ich gerne mit Dir unternehmen würde
☐ Wovon ich träume

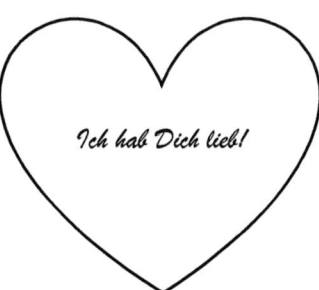

Ich hab Dich lieb!

Mein liebes Enkelkind

10. September

Früher war manches anders, deshalb ist heute nicht alles schlechter.

- ☐ Was ich Dir gerne erzählen würde
- ☐ Was ich Dir gerne zeigen würde
- ☐ Was ich Dir gerne kochen/backen würde
- ☐ Was ich gerne mit Dir unternehmen würde
- ☐ Wovon ich träume

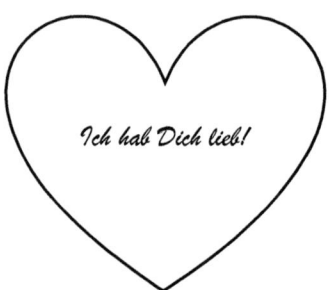

Ich hab Dich lieb!

Mein liebes Enkelkind

11. September

Wir sind Repräsentanten einer vergangenen Zeit. Wie wir sie repräsentieren liegt an uns.

- ☐ Was ich Dir gerne erzählen würde
- ☐ Was ich Dir gerne zeigen würde
- ☐ Was ich Dir gerne kochen/backen würde
- ☐ Was ich gerne mit Dir unternehmen würde
- ☐ Wovon ich träume

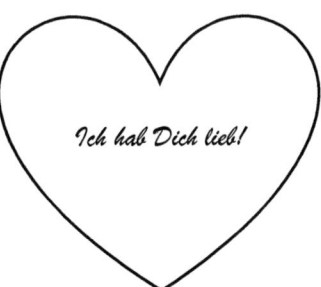

Ich hab Dich lieb!

Mein liebes Enkelkind

12. September

Lachen ist wirklich die beste Medizin.

☐ Was ich Dir gerne erzählen würde
☐ Was ich Dir gerne zeigen würde
☐ Was ich Dir gerne kochen/backen würde
☐ Was ich gerne mit Dir unternehmen würde
☐ Wovon ich träume

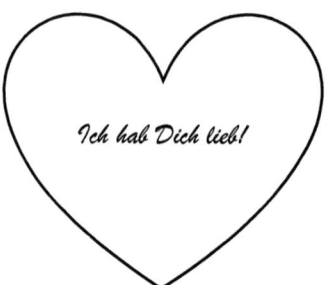

Mein liebes Enkelkind

13. September

Wer gelernt hat, sich selbst nicht so wichtig zu nehmen, wird von andern wichtig genommen.

☐ Was ich Dir gerne erzählen würde
☐ Was ich Dir gerne zeigen würde
☐ Was ich Dir gerne kochen/backen würde
☐ Was ich gerne mit Dir unternehmen würde
☐ Wovon ich träume

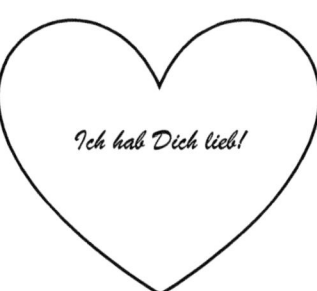

Mein liebes Enkelkind

14. September

Nur keinen Streit vermeiden. Auseinandersetzungen richtig geführt, klären vieles und schaffen Vertrauensatmosphäre.

☐ Was ich Dir gerne erzählen würde
☐ Was ich Dir gerne zeigen würde
☐ Was ich Dir gerne kochen/backen würde
☐ Was ich gerne mit Dir unternehmen würde
☐ Wovon ich träume

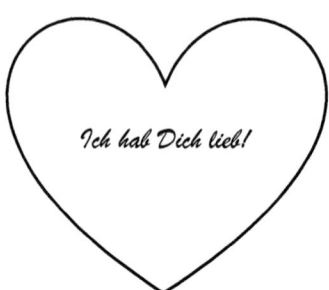

Ich hab Dich lieb!

Mein liebes Enkelkind

15. September

Mut und unsern Rückhalt, das ist es, was unsere Enkel brauchen.

☐ Was ich Dir gerne erzählen würde
☐ Was ich Dir gerne zeigen würde
☐ Was ich Dir gerne kochen/backen würde
☐ Was ich gerne mit Dir unternehmen würde
☐ Wovon ich träume

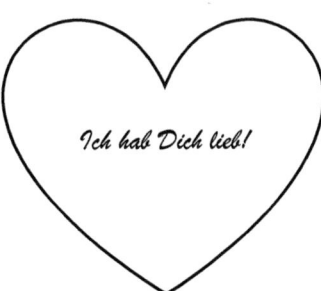

Ich hab Dich lieb!

Mein liebes Enkelkind

16. September

Auch wir können noch was bewegen, wenn wir unsere Stärken richtig einsetzen.

☐ Was ich Dir gerne erzählen würde
☐ Was ich Dir gerne zeigen würde
☐ Was ich Dir gerne kochen/backen würde
☐ Was ich gerne mit Dir unternehmen würde
☐ Wovon ich träume

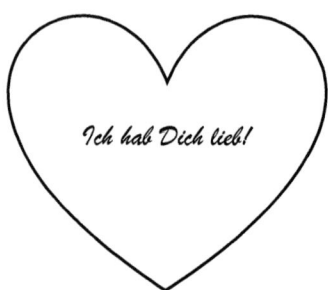

Mein liebes Enkelkind

17. September

Ermutigen Sie Ihre Enkel, sich Ziele zu setzen.

☐ Was ich Dir gerne erzählen würde
☐ Was ich Dir gerne zeigen würde
☐ Was ich Dir gerne kochen/backen würde
☐ Was ich gerne mit Dir unternehmen würde
☐ Wovon ich träume

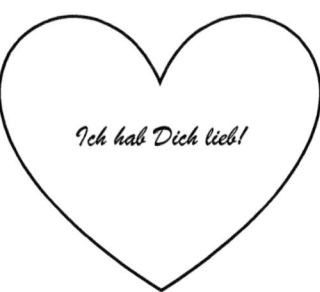

Ich hab Dich lieb!

Mein liebes Enkelkind

18. September

Lassen Sie sich doch öfter vom »Nahweh« packen: Erforschen Sie mit Ihren Enkeln die nähere Umgebung.

☐ Was ich Dir gerne erzählen würde
☐ Was ich Dir gerne zeigen würde
☐ Was ich Dir gerne kochen/backen würde
☐ Was ich gerne mit Dir unternehmen würde
☐ Wovon ich träume

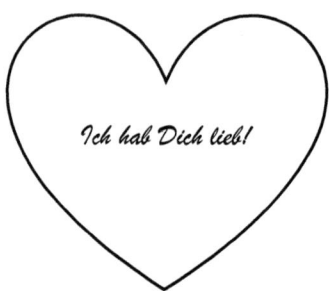
Ich hab Dich lieb!

Mein liebes Enkelkind

19. September

Seien wir froh, dass unsere Enkel nicht perfekt sind, wie sollten sie sonst noch wachsen und sich entwickeln?

☐ Was ich Dir gerne erzählen würde
☐ Was ich Dir gerne zeigen würde
☐ Was ich Dir gerne kochen/backen würde
☐ Was ich gerne mit Dir unternehmen würde
☐ Wovon ich träume

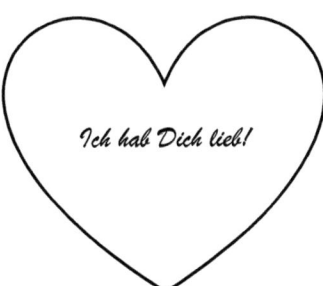

Mein liebes Enkelkind

20. September

Verständnis bedeutet nicht, Versagen schön zu reden, sondern zu helfen, daraus die richtigen Schlüsse zu ziehen.

☐ Was ich Dir gerne erzählen würde
☐ Was ich Dir gerne zeigen würde
☐ Was ich Dir gerne kochen/backen würde
☐ Was ich gerne mit Dir unternehmen würde
☐ Wovon ich träume

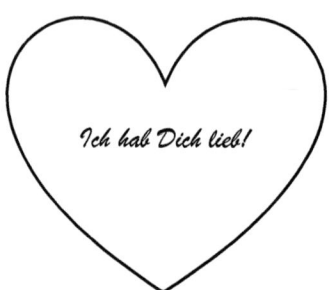

Mein liebes Enkelkind

21. September

Wer Ideale nicht predigt, sondern vorlebt, ist glaubwürdig.

☐ Was ich Dir gerne erzählen würde
☐ Was ich Dir gerne zeigen würde
☐ Was ich Dir gerne kochen/backen würde
☐ Was ich gerne mit Dir unternehmen würde
☐ Wovon ich träume

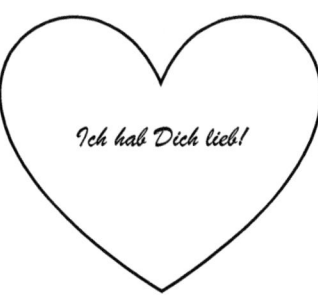

Ich hab Dich lieb!

Mein liebes Enkelkind

22. September

Zwischen Enkeln und Sammeltassen gibt es insofern keinen Unterschied, als dass beide mit Vorsicht behandelt werden müssen, weil sie sonst zerbrechen.

☐ Was ich Dir gerne erzählen würde
☐ Was ich Dir gerne zeigen würde
☐ Was ich Dir gerne kochen/backen würde
☐ Was ich gerne mit Dir unternehmen würde
☐ Wovon ich träume

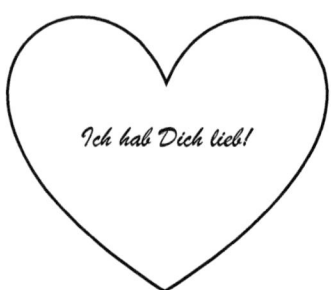

Ich hab Dich lieb!

Mein liebes Enkelkind

23. September

Es liegt nicht immer an uns, wenn das Verhältnis zu den Enkeln getrübt ist, aber es liegt immer an uns, ob wir uns weigern, den ersten Schritt zu tun.

☐ Was ich Dir gerne erzählen würde
☐ Was ich Dir gerne zeigen würde
☐ Was ich Dir gerne kochen/backen würde
☐ Was ich gerne mit Dir unternehmen würde
☐ Wovon ich träume

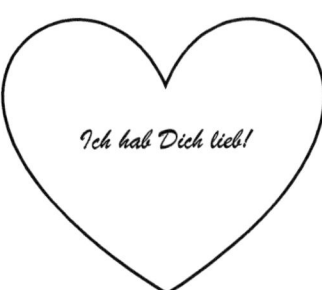

Mein liebes Enkelkind

24. September

Wir sind nicht die Eltern der Enkel, dieser kleine, aber feine Unterschied macht Großelternschaft.

☐ Was ich Dir gerne erzählen würde
☐ Was ich Dir gerne zeigen würde
☐ Was ich Dir gerne kochen/backen würde
☐ Was ich gerne mit Dir unternehmen würde
☐ Wovon ich träume

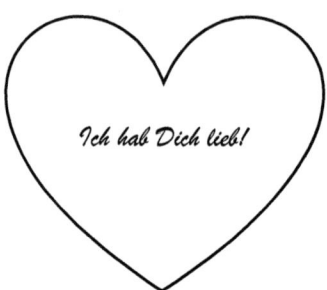

Ich hab Dich lieb!

Mein liebes Enkelkind

25. September

Enkel sind wie Magnete, sie ziehen uns an, ob wir wollen oder nicht.

☐ Was ich Dir gerne erzählen würde
☐ Was ich Dir gerne zeigen würde
☐ Was ich Dir gerne kochen/backen würde
☐ Was ich gerne mit Dir unternehmen würde
☐ Wovon ich träume

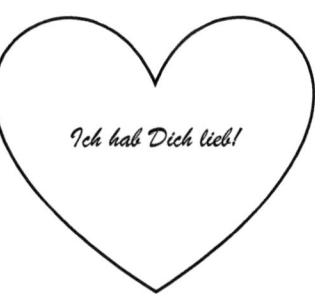

Ich hab Dich lieb!

Mein liebes Enkelkind

26. September

Wussten Sie, dass Enkel eine »bedrohte Art« sind? Es gibt zu wenig davon.

☐ Was ich Dir gerne erzählen würde
☐ Was ich Dir gerne zeigen würde
☐ Was ich Dir gerne kochen/backen würde
☐ Was ich gerne mit Dir unternehmen würde
☐ Wovon ich träume

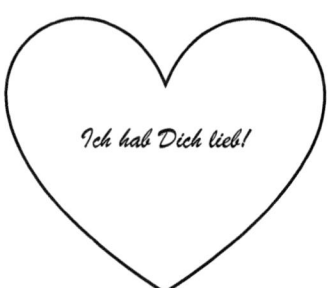

Ich hab Dich lieb!

Mein liebes Enkelkind

27. September

Ohrfeigen, Kopfnüsse und Maulschellen sind genauso schädlich wie verbale Gehässigkeiten.

☐ Was ich Dir gerne erzählen würde
☐ Was ich Dir gerne zeigen würde
☐ Was ich Dir gerne kochen/backen würde
☐ Was ich gerne mit Dir unternehmen würde
☐ Wovon ich träume

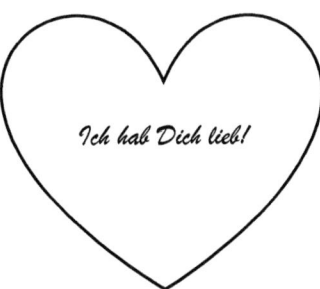

Ich hab Dich lieb!

Mein liebes Enkelkind

28. September

Herausforderungen gemeinsam mit den Enkeln zu bewältigen ist eine generationenübergreifende Aufgabe.

☐ Was ich Dir gerne erzählen würde
☐ Was ich Dir gerne zeigen würde
☐ Was ich Dir gerne kochen/backen würde
☐ Was ich gerne mit Dir unternehmen würde
☐ Wovon ich träume

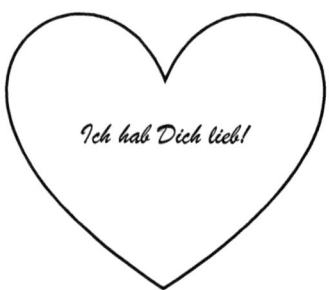

Ich hab Dich lieb!

Mein liebes Enkelkind

29. September

Verwöhnen heißt, bestehende Regeln intelligent auszulegen.

☐ Was ich Dir gerne erzählen würde
☐ Was ich Dir gerne zeigen würde
☐ Was ich Dir gerne kochen/backen würde
☐ Was ich gerne mit Dir unternehmen würde
☐ Wovon ich träume

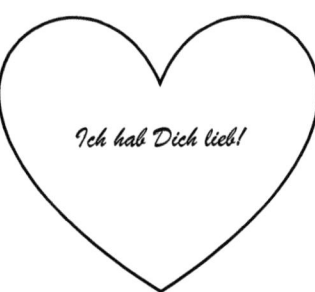

Ich hab Dich lieb!

Mein liebes Enkelkind

30. September

Glücklich werden wir, wenn wir andere glücklich machen.

☐ Was ich Dir gerne erzählen würde
☐ Was ich Dir gerne zeigen würde
☐ Was ich Dir gerne kochen/backen würde
☐ Was ich gerne mit Dir unternehmen würde
☐ Wovon ich träume

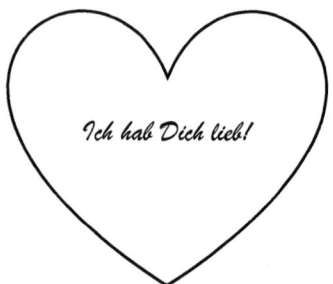

Mein liebes Enkelkind

1. Oktober

Vergessen Sie nicht, »aufzutanken«, sonst droht Unzufriedenheit.

☐ Was ich Dir gerne erzählen würde
☐ Was ich Dir gerne zeigen würde
☐ Was ich Dir gerne kochen/backen würde
☐ Was ich gerne mit Dir unternehmen würde
☐ Wovon ich träume

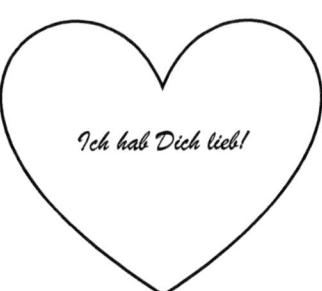

Ich hab Dich lieb!

Mein liebes Enkelkind

2. Oktober

Wer Geheimnisse nicht ausplaudert, schafft Vertrauen und wird respektiert.

☐ Was ich Dir gerne erzählen würde
☐ Was ich Dir gerne zeigen würde
☐ Was ich Dir gerne kochen/backen würde
☐ Was ich gerne mit Dir unternehmen würde
☐ Wovon ich träume

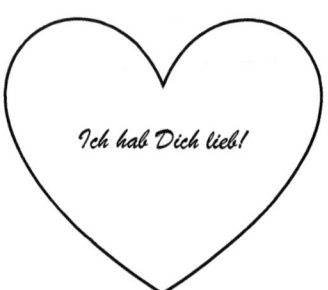

Ich hab Dich lieb!

Mein liebes Enkelkind

3. Oktober

Zukunftstauglichkeit ist nicht so sehr eine Frage des Lebensalters als eine der Einstellung.

☐ Was ich Dir gerne erzählen würde
☐ Was ich Dir gerne zeigen würde
☐ Was ich Dir gerne kochen/backen würde
☐ Was ich gerne mit Dir unternehmen würde
☐ Wovon ich träume

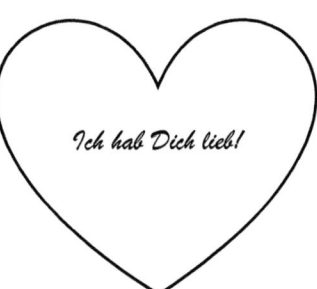

Ich hab Dich lieb!

Mein liebes Enkelkind

4. Oktober

Toleranz kann uns viel abverlangen, aber es lohnt sich.

☐ Was ich Dir gerne erzählen würde
☐ Was ich Dir gerne zeigen würde
☐ Was ich Dir gerne kochen/backen würde
☐ Was ich gerne mit Dir unternehmen würde
☐ Wovon ich träume

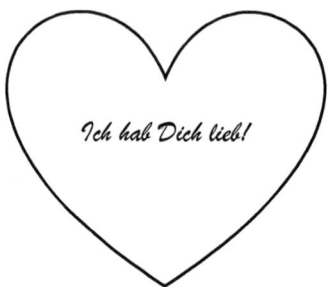

Ich hab Dich lieb!

Mein liebes Enkelkind

5. Oktober

Sorgen Sie für Ihre Gesundheit, damit Ihre Familie eine Sorge weniger hat.

☐ Was ich Dir gerne erzählen würde
☐ Was ich Dir gerne zeigen würde
☐ Was ich Dir gerne kochen/backen würde
☐ Was ich gerne mit Dir unternehmen würde
☐ Wovon ich träume

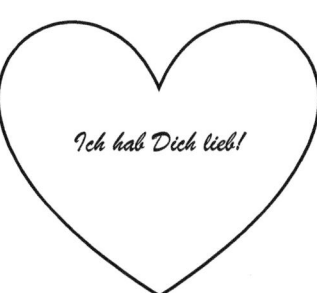

Mein liebes Enkelkind

6. Oktober

Eigene Bedürfnisse und die Erwartungen der Enkel unter einen Hut zu bringen ist gar nicht schwer: wir müssen nur miteinander reden.

- ☐ Was ich Dir gerne erzählen würde
- ☐ Was ich Dir gerne zeigen würde
- ☐ Was ich Dir gerne kochen/backen würde
- ☐ Was ich gerne mit Dir unternehmen würde
- ☐ Wovon ich träume

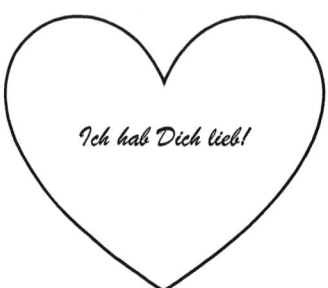

Mein liebes Enkelkind

7. Oktober

Kinder und Enkel sind Zugbänder ins Leben.

☐ Was ich Dir gerne erzählen würde
☐ Was ich Dir gerne zeigen würde
☐ Was ich Dir gerne kochen/backen würde
☐ Was ich gerne mit Dir unternehmen würde
☐ Wovon ich träume

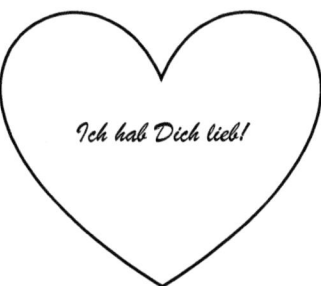

Ich hab Dich lieb!

Mein liebes Enkelkind

8. Oktober

Prinzipien dürfen keine Ausrede für Unbeweglichkeit sein.

☐ Was ich Dir gerne erzählen würde
☐ Was ich Dir gerne zeigen würde
☐ Was ich Dir gerne kochen/backen würde
☐ Was ich gerne mit Dir unternehmen würde
☐ Wovon ich träume

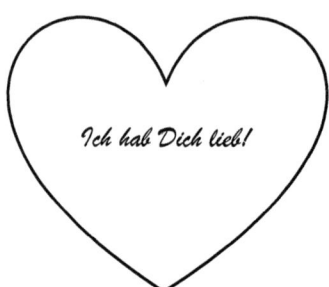

Mein liebes Enkelkind

9. Oktober

Gemütlichkeit ist keine Rückständigkeit, aber rückständig zu sein kann manchmal ungemütlich werden.

☐ Was ich Dir gerne erzählen würde
☐ Was ich Dir gerne zeigen würde
☐ Was ich Dir gerne kochen/backen würde
☐ Was ich gerne mit Dir unternehmen würde
☐ Wovon ich träume

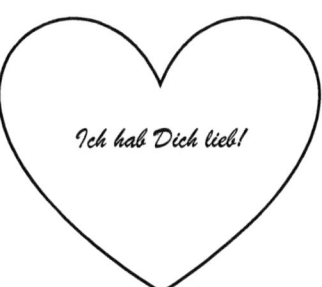

Mein liebes Enkelkind

10. Oktober

Wer seine Erfahrungen nicht weitergibt, vergeudet Ressourcen.

☐ Was ich Dir gerne erzählen würde
☐ Was ich Dir gerne zeigen würde
☐ Was ich Dir gerne kochen/backen würde
☐ Was ich gerne mit Dir unternehmen würde
☐ Wovon ich träume

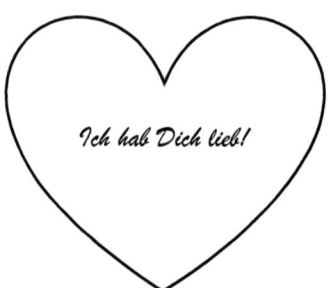

Mein liebes Enkelkind

11. Oktober

Einfluss nehmen wir weniger durch unser Reden, als vielmehr durch unser Handeln.

☐ Was ich Dir gerne erzählen würde
☐ Was ich Dir gerne zeigen würde
☐ Was ich Dir gerne kochen/backen würde
☐ Was ich gerne mit Dir unternehmen würde
☐ Wovon ich träume

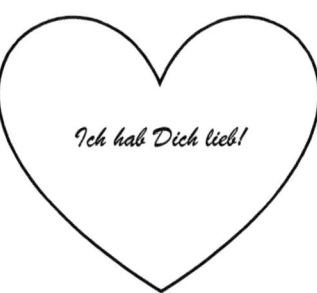

Ich hab Dich lieb!

Mein liebes Enkelkind

12. Oktober

Enkel zu haben bedeutet, etwas weiter zu geben, das uns überdauern und an uns erinnern wird.

☐ Was ich Dir gerne erzählen würde
☐ Was ich Dir gerne zeigen würde
☐ Was ich Dir gerne kochen/backen würde
☐ Was ich gerne mit Dir unternehmen würde
☐ Wovon ich träume

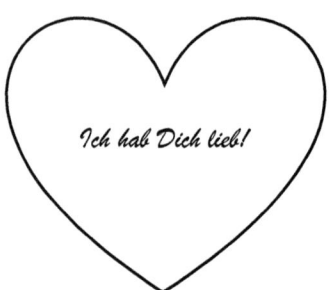

Ich hab Dich lieb!

Mein liebes Enkelkind

13. Oktober

Wir sind dann authentisch, wenn uns die Fehler der andern weniger stören als unsere eigenen.

☐ Was ich Dir gerne erzählen würde
☐ Was ich Dir gerne zeigen würde
☐ Was ich Dir gerne kochen/backen würde
☐ Was ich gerne mit Dir unternehmen würde
☐ Wovon ich träume

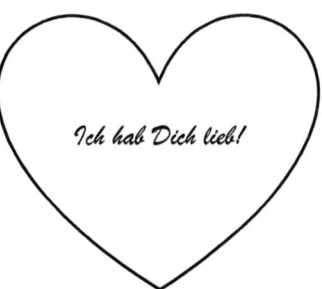

Ich hab Dich lieb!

Mein liebes Enkelkind

14. Oktober

Wenn Enkel für uns nicht zum Selbstzweck werden, ist das Miteinander eine wunderbare Sache.

☐ Was ich Dir gerne erzählen würde
☐ Was ich Dir gerne zeigen würde
☐ Was ich Dir gerne kochen/backen würde
☐ Was ich gerne mit Dir unternehmen würde
☐ Wovon ich träume

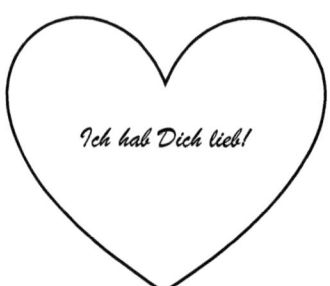

Mein liebes Enkelkind

15. Oktober

Enkel sind auch unser Spiegelbild.

☐ Was ich Dir gerne erzählen würde
☐ Was ich Dir gerne zeigen würde
☐ Was ich Dir gerne kochen/backen würde
☐ Was ich gerne mit Dir unternehmen würde
☐ Wovon ich träume

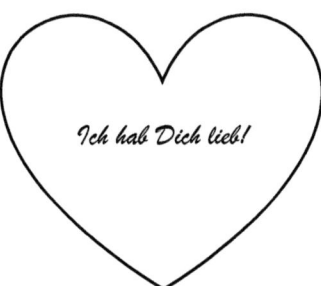

Ich hab Dich lieb!

Mein liebes Enkelkind

16. Oktober

Damit unser Planet für die Enkel lebenswert bleibt, müssen wir manche Gewohnheit ändern.

☐ Was ich Dir gerne erzählen würde
☐ Was ich Dir gerne zeigen würde
☐ Was ich Dir gerne kochen/backen würde
☐ Was ich gerne mit Dir unternehmen würde
☐ Wovon ich träume

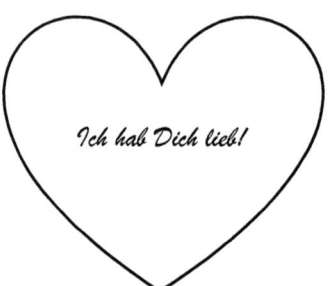

Mein liebes Enkelkind

17. Oktober

Wer innerlich und äußerlich beweglich bleibt, hat es leichter im Umgang mit der Enkelgeneration.

☐ Was ich Dir gerne erzählen würde
☐ Was ich Dir gerne zeigen würde
☐ Was ich Dir gerne kochen/backen würde
☐ Was ich gerne mit Dir unternehmen würde
☐ Wovon ich träume

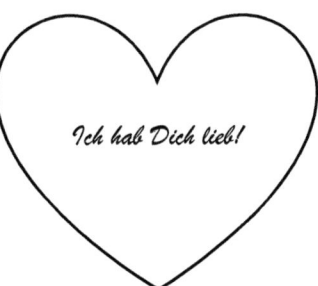

Mein liebes Enkelkind

18. Oktober

Wer zufrieden ist, lebt gesünder.

☐ Was ich Dir gerne erzählen würde
☐ Was ich Dir gerne zeigen würde
☐ Was ich Dir gerne kochen/backen würde
☐ Was ich gerne mit Dir unternehmen würde
☐ Wovon ich träume

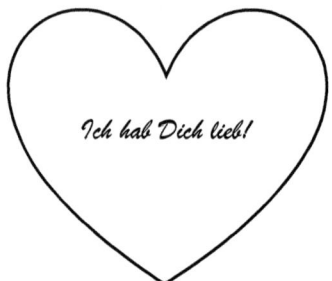

Ich hab Dich lieb!

Mein liebes Enkelkind

19. Oktober

Wir brauchen die Enkel und sie uns; eine fantastische wechselseitige Beziehung.

☐ Was ich Dir gerne erzählen würde
☐ Was ich Dir gerne zeigen würde
☐ Was ich Dir gerne kochen/backen würde
☐ Was ich gerne mit Dir unternehmen würde
☐ Wovon ich träume

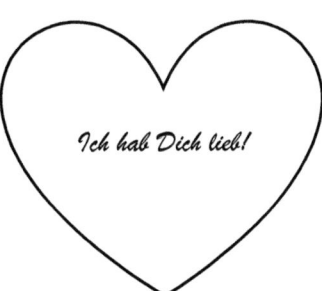

Ich hab Dich lieb!

Mein liebes Enkelkind

20. Oktober

Sich um die Enkel zu kümmern ist eine erfüllende Altersaufgabe.

☐ Was ich Dir gerne erzählen würde
☐ Was ich Dir gerne zeigen würde
☐ Was ich Dir gerne kochen/backen würde
☐ Was ich gerne mit Dir unternehmen würde
☐ Wovon ich träume

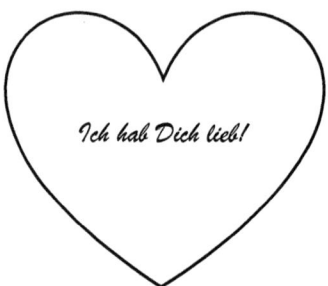

Ich hab Dich lieb!

Mein liebes Enkelkind

21. Oktober

Auch wenn uns manches, was die Enkel tun oder lassen, nicht gefallen mag, sie bleiben dennoch unsere Enkel und wir sind trotzdem gefragt.

☐ Was ich Dir gerne erzählen würde
☐ Was ich Dir gerne zeigen würde
☐ Was ich Dir gerne kochen/backen würde
☐ Was ich gerne mit Dir unternehmen würde
☐ Wovon ich träume

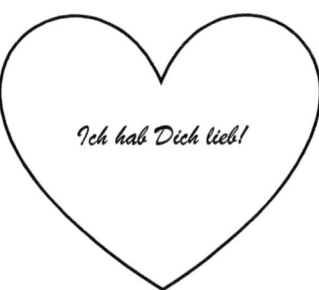

Ich hab Dich lieb!

Mein liebes Enkelkind

22. Oktober

Anstatt uns über die junge Generation aufzuregen, sollten wir nicht vergessen, dass wir auch mal jung waren.

☐ Was ich Dir gerne erzählen würde
☐ Was ich Dir gerne zeigen würde
☐ Was ich Dir gerne kochen/backen würde
☐ Was ich gerne mit Dir unternehmen würde
☐ Wovon ich träume

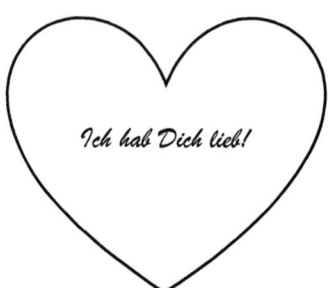

Ich hab Dich lieb!

Mein liebes Enkelkind

23. Oktober

Wer nur darauf wartet, dass die andern kommen, wartet meistens vergeblich.

☐ Was ich Dir gerne erzählen würde
☐ Was ich Dir gerne zeigen würde
☐ Was ich Dir gerne kochen/backen würde
☐ Was ich gerne mit Dir unternehmen würde
☐ Wovon ich träume

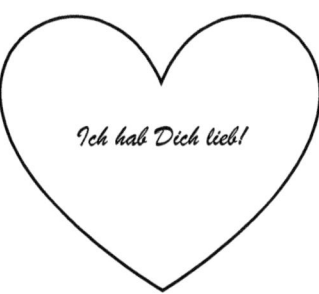

Ich hab Dich lieb!

Mein liebes Enkelkind

24. Oktober

Enkel brauchen uns zwar sehr, dennoch vergessen Sie nicht, dass Sie auch noch ein eigenes Leben haben, das zu genießen sich lohnt.

☐ Was ich Dir gerne erzählen würde
☐ Was ich Dir gerne zeigen würde
☐ Was ich Dir gerne kochen/backen würde
☐ Was ich gerne mit Dir unternehmen würde
☐ Wovon ich träume

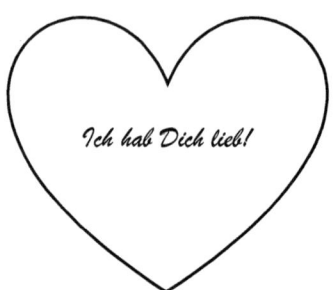

Mein liebes Enkelkind

25. Oktober

Wir wissen und können zwar viel. Aber wir wissen und können nicht alles. Das gilt es zu beachten.

☐ Was ich Dir gerne erzählen würde
☐ Was ich Dir gerne zeigen würde
☐ Was ich Dir gerne kochen/backen würde
☐ Was ich gerne mit Dir unternehmen würde
☐ Wovon ich träume

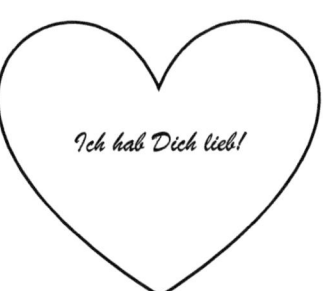

Ich hab Dich lieb!

Mein liebes Enkelkind

26. Oktober

Wer zu seinen eigenen Schwächen steht, kann die der andern auch ertragen.

☐ Was ich Dir gerne erzählen würde
☐ Was ich Dir gerne zeigen würde
☐ Was ich Dir gerne kochen/backen würde
☐ Was ich gerne mit Dir unternehmen würde
☐ Wovon ich träume

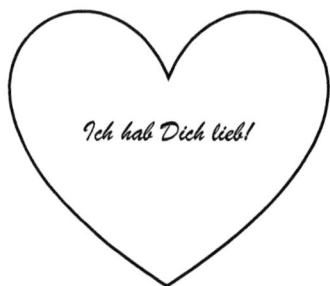

Mein liebes Enkelkind

27. Oktober

Was wären wir ohne Enkel? Nur Eltern, aber nicht »Groß«.

☐ Was ich Dir gerne erzählen würde
☐ Was ich Dir gerne zeigen würde
☐ Was ich Dir gerne kochen/backen würde
☐ Was ich gerne mit Dir unternehmen würde
☐ Wovon ich träume

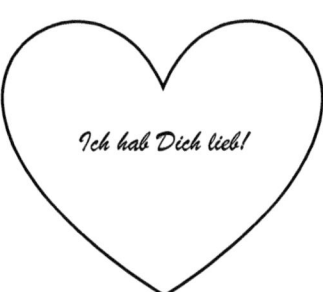

Ich hab Dich lieb!

Mein liebes Enkelkind

28. Oktober

Wir können uns noch so sehr anstrengen, die Enkel durchschauen uns.

☐ Was ich Dir gerne erzählen würde
☐ Was ich Dir gerne zeigen würde
☐ Was ich Dir gerne kochen/backen würde
☐ Was ich gerne mit Dir unternehmen würde
☐ Wovon ich träume

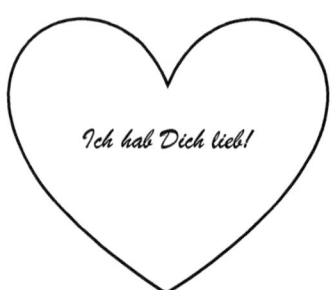

Ich hab Dich lieb!

Mein liebes Enkelkind

29. Oktober

Enkel sind auch dazu da, dass wir die »Bodenhaftung« nicht verlieren.

- ☐ Was ich Dir gerne erzählen würde
- ☐ Was ich Dir gerne zeigen würde
- ☐ Was ich Dir gerne kochen/backen würde
- ☐ Was ich gerne mit Dir unternehmen würde
- ☐ Wovon ich träume

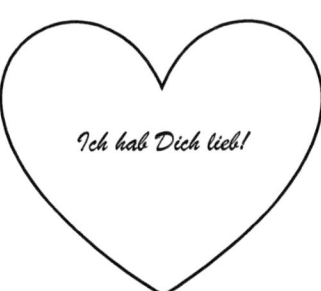

Ich hab Dich lieb!

Mein liebes Enkelkind

30. Oktober

Enkel brauchen uns, denn wer sonst darf sie auch ein bisschen verwöhnen?

☐ Was ich Dir gerne erzählen würde
☐ Was ich Dir gerne zeigen würde
☐ Was ich Dir gerne kochen/backen würde
☐ Was ich gerne mit Dir unternehmen würde
☐ Wovon ich träume

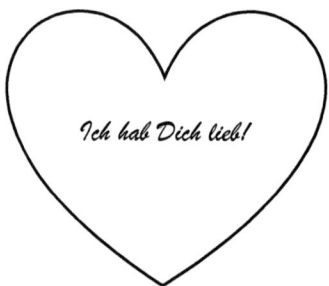

Mein liebes Enkelkind

31. Oktober

Wer seine Enkel liebt, muss keine Angst haben, als Oma oder Opa zu versagen.

☐ Was ich Dir gerne erzählen würde
☐ Was ich Dir gerne zeigen würde
☐ Was ich Dir gerne kochen/backen würde
☐ Was ich gerne mit Dir unternehmen würde
☐ Wovon ich träume

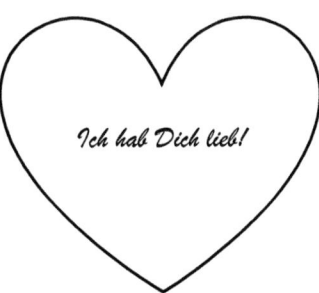

Ich hab Dich lieb!

Mein liebes Enkelkind

1. November

Enkel erweitern nicht nur die Familie, sondern auch unsern Horizont.

☐ Was ich Dir gerne erzählen würde
☐ Was ich Dir gerne zeigen würde
☐ Was ich Dir gerne kochen/backen würde
☐ Was ich gerne mit Dir unternehmen würde
☐ Wovon ich träume

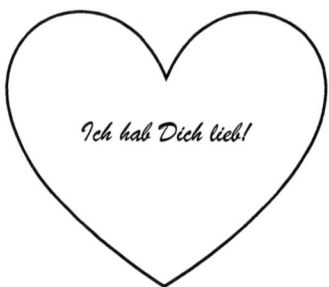

Ich hab Dich lieb!

Mein liebes Enkelkind

2. November

Seien Sie kreativ wenn es darum geht, das Selbstbewusstsein der Enkel zu stärken.

☐ Was ich Dir gerne erzählen würde
☐ Was ich Dir gerne zeigen würde
☐ Was ich Dir gerne kochen/backen würde
☐ Was ich gerne mit Dir unternehmen würde
☐ Wovon ich träume

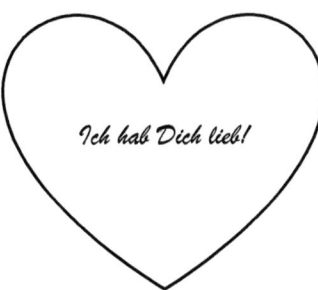

Ich hab Dich lieb!

Mein liebes Enkelkind

3. November

Wer den Kontakt zu den Enkeln riskiert, verliert Lebensqualität.

☐ Was ich Dir gerne erzählen würde
☐ Was ich Dir gerne zeigen würde
☐ Was ich Dir gerne kochen/backen würde
☐ Was ich gerne mit Dir unternehmen würde
☐ Wovon ich träume

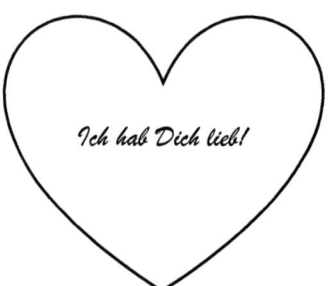

Ich hab Dich lieb!

Mein liebes Enkelkind

4. November

Wie Sonne, Wind und Regen zum Wetter, gehören Harmonie und Auseinandersetzung zum Familienleben.

☐ Was ich Dir gerne erzählen würde
☐ Was ich Dir gerne zeigen würde
☐ Was ich Dir gerne kochen/backen würde
☐ Was ich gerne mit Dir unternehmen würde
☐ Wovon ich träume

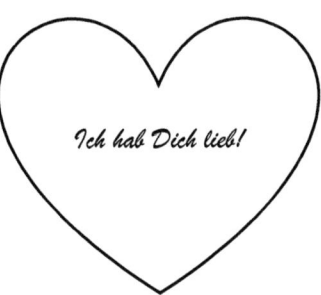

Ich hab Dich lieb!

Mein liebes Enkelkind

5. November

Enkel machen uns wirklich reich, auch wenn wir sie nicht als Trophäen betrachten dürfen.

☐ Was ich Dir gerne erzählen würde
☐ Was ich Dir gerne zeigen würde
☐ Was ich Dir gerne kochen/backen würde
☐ Was ich gerne mit Dir unternehmen würde
☐ Wovon ich träume

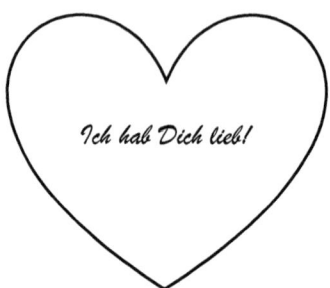

Mein liebes Enkelkind

6. November

Die richtigen Schlüsse aus unserm bisherigen Leben zu ziehen, das ist Weisheit.

- ☐ Was ich Dir gerne erzählen würde
- ☐ Was ich Dir gerne zeigen würde
- ☐ Was ich Dir gerne kochen/backen würde
- ☐ Was ich gerne mit Dir unternehmen würde
- ☐ Wovon ich träume

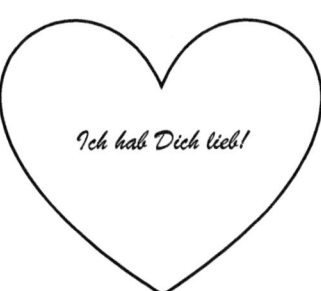

Mein liebes Enkelkind

7. November

Junge Menschen dürfen sich ausprobieren - und alte auch.

☐ Was ich Dir gerne erzählen würde
☐ Was ich Dir gerne zeigen würde
☐ Was ich Dir gerne kochen/backen würde
☐ Was ich gerne mit Dir unternehmen würde
☐ Wovon ich träume

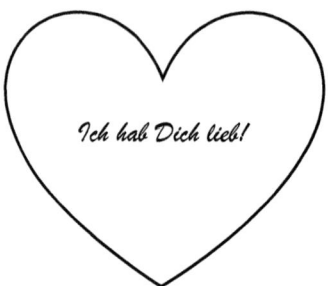

Mein liebes Enkelkind

8. November

Gelassenheit bedeutet Lebenskunst, ein lebenslanges Training.

☐ Was ich Dir gerne erzählen würde
☐ Was ich Dir gerne zeigen würde
☐ Was ich Dir gerne kochen/backen würde
☐ Was ich gerne mit Dir unternehmen würde
☐ Wovon ich träume

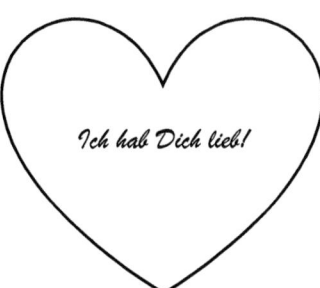

Ich hab Dich lieb!

Mein liebes Enkelkind

9. November

Nicht vergessen: Enkel sind eigenständige Persönlichkeiten, in jedem Alter.

☐ Was ich Dir gerne erzählen würde
☐ Was ich Dir gerne zeigen würde
☐ Was ich Dir gerne kochen/backen würde
☐ Was ich gerne mit Dir unternehmen würde
☐ Wovon ich träume

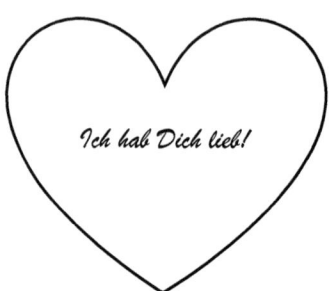

Ich hab Dich lieb!

Mein liebes Enkelkind

10. November

Heute schon jemanden wert geschätzt?

☐ Was ich Dir gerne erzählen würde
☐ Was ich Dir gerne zeigen würde
☐ Was ich Dir gerne kochen/backen würde
☐ Was ich gerne mit Dir unternehmen würde
☐ Wovon ich träume

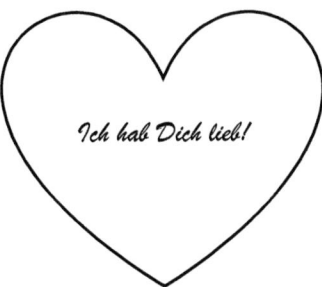

Ich hab Dich lieb!

Mein liebes Enkelkind

11. November

Beweglichkeit ist oft eine Frage der Einstellung.

☐ Was ich Dir gerne erzählen würde
☐ Was ich Dir gerne zeigen würde
☐ Was ich Dir gerne kochen/backen würde
☐ Was ich gerne mit Dir unternehmen würde
☐ Wovon ich träume

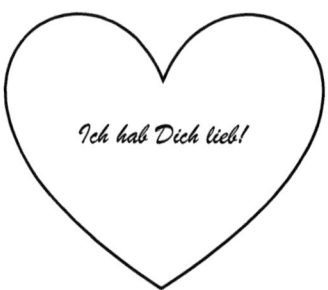

Mein liebes Enkelkind

12. November

Versuchen Sie, sich das Gute und Schöne zu merken und das Negative zu vergessen.

☐ Was ich Dir gerne erzählen würde
☐ Was ich Dir gerne zeigen würde
☐ Was ich Dir gerne kochen/backen würde
☐ Was ich gerne mit Dir unternehmen würde
☐ Wovon ich träume

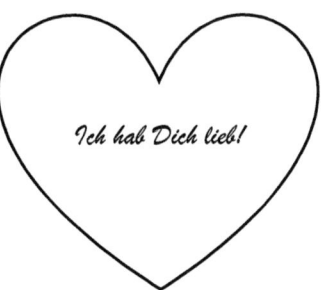

Ich hab Dich lieb!

Mein liebes Enkelkind

13. November

Über Geschmack lässt sich nicht streiten, also seien Sie gelassen in Bezug auf Ihre Enkel.

- ☐ Was ich Dir gerne erzählen würde
- ☐ Was ich Dir gerne zeigen würde
- ☐ Was ich Dir gerne kochen/backen würde
- ☐ Was ich gerne mit Dir unternehmen würde
- ☐ Wovon ich träume

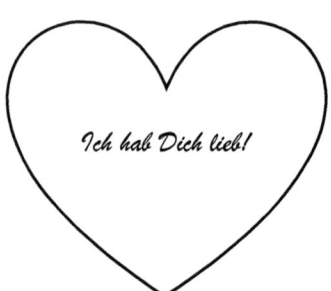

Ich hab Dich lieb!

Mein liebes Enkelkind

14. November

Auch Vorbilder haben Angst und machen Fehler.

- ☐ Was ich Dir gerne erzählen würde
- ☐ Was ich Dir gerne zeigen würde
- ☐ Was ich Dir gerne kochen/backen würde
- ☐ Was ich gerne mit Dir unternehmen würde
- ☐ Wovon ich träume

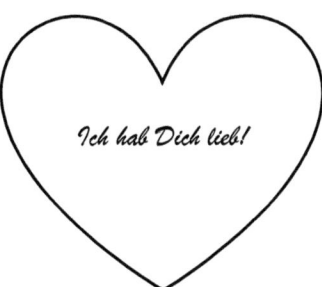

Ich hab Dich lieb!

Mein liebes Enkelkind

15. November

Sind Sie stolz auf Ihre Enkel, dann sagen Sie es ihnen.

☐ Was ich Dir gerne erzählen würde
☐ Was ich Dir gerne zeigen würde
☐ Was ich Dir gerne kochen/backen würde
☐ Was ich gerne mit Dir unternehmen würde
☐ Wovon ich träume

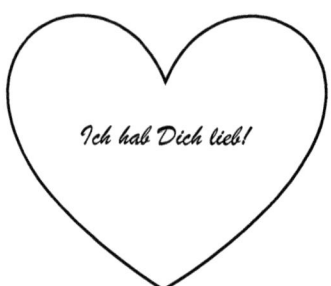

Ich hab Dich lieb!

Mein liebes Enkelkind

16. November

Versäumte Zeit lässt sich nicht nachholen, setzen Sie darum Prioritäten und vergessen Sie die Enkel nicht.

☐ Was ich Dir gerne erzählen würde
☐ Was ich Dir gerne zeigen würde
☐ Was ich Dir gerne kochen/backen würde
☐ Was ich gerne mit Dir unternehmen würde
☐ Wovon ich träume

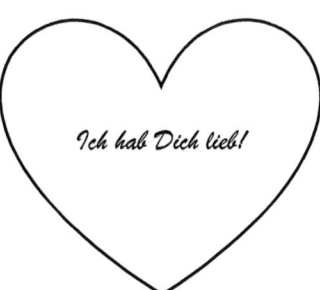

Mein liebes Enkelkind

17. November

Falls Ihnen das mit den Enkeln manchmal zu viel werden sollte, denken Sie daran, dass die Anzahl der Senioren, die Sie um Enkel beneidet, im Steigen ist.

☐ Was ich Dir gerne erzählen würde
☐ Was ich Dir gerne zeigen würde
☐ Was ich Dir gerne kochen/backen würde
☐ Was ich gerne mit Dir unternehmen würde
☐ Wovon ich träume

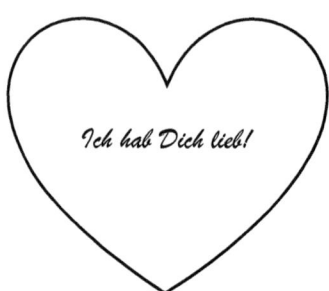

Ich hab Dich lieb!

Mein liebes Enkelkind

18. November

Die Investition in die Enkel ist die klügste.

☐ Was ich Dir gerne erzählen würde
☐ Was ich Dir gerne zeigen würde
☐ Was ich Dir gerne kochen/backen würde
☐ Was ich gerne mit Dir unternehmen würde
☐ Wovon ich träume

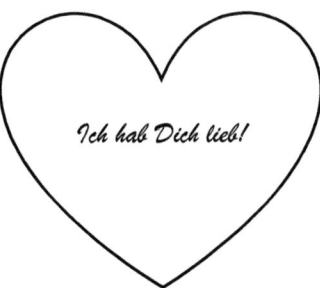

Mein liebes Enkelkind

19. November

Heute schon gefreut?

☐ Was ich Dir gerne erzählen würde
☐ Was ich Dir gerne zeigen würde
☐ Was ich Dir gerne kochen/backen würde
☐ Was ich gerne mit Dir unternehmen würde
☐ Wovon ich träume

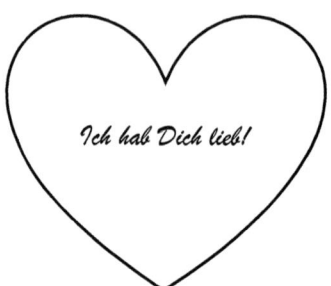

Ich hab Dich lieb!

Mein liebes Enkelkind

20. November

Enkel gibt es nicht zum Nulltarif: sie kosten uns Zeit, Anstrengung, Geld. Wer möchte darauf verzichten?

☐ Was ich Dir gerne erzählen würde
☐ Was ich Dir gerne zeigen würde
☐ Was ich Dir gerne kochen/backen würde
☐ Was ich gerne mit Dir unternehmen würde
☐ Wovon ich träume

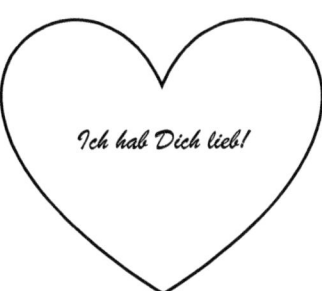

Ich hab Dich lieb!

Mein liebes Enkelkind

21. November

Wer Enkel hat, ist nie außen vor, sondern mittendrin.

☐ Was ich Dir gerne erzählen würde
☐ Was ich Dir gerne zeigen würde
☐ Was ich Dir gerne kochen/backen würde
☐ Was ich gerne mit Dir unternehmen würde
☐ Wovon ich träume

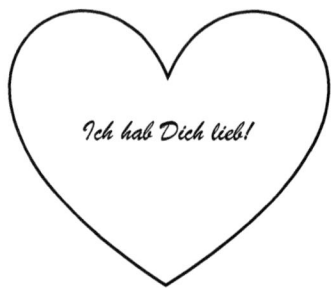

Ich hab Dich lieb!

Mein liebes Enkelkind

22. November

Nachhaltiges Leben bedeutet nicht nur praktizierten Umweltschutz, sondern in unserm Fall auch gelebte Werte, die von Generation zu Generation weitergegeben werden.

☐ Was ich Dir gerne erzählen würde
☐ Was ich Dir gerne zeigen würde
☐ Was ich Dir gerne kochen/backen würde
☐ Was ich gerne mit Dir unternehmen würde
☐ Wovon ich träume

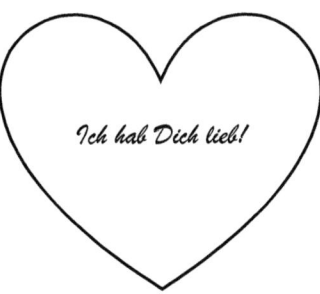

Ich hab Dich lieb!

Mein liebes Enkelkind

23. November

Auch Nerds brauchen ab und zu analoge Streicheleinheiten.

- ☐ Was ich Dir gerne erzählen würde
- ☐ Was ich Dir gerne zeigen würde
- ☐ Was ich Dir gerne kochen/backen würde
- ☐ Was ich gerne mit Dir unternehmen würde
- ☐ Wovon ich träume

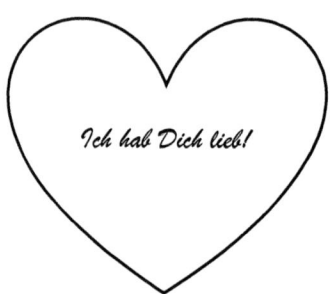

Mein liebes Enkelkind

24. November

Enkel sind die Belohnung für die Mühen vergangener Jahre.

☐ Was ich Dir gerne erzählen würde
☐ Was ich Dir gerne zeigen würde
☐ Was ich Dir gerne kochen/backen würde
☐ Was ich gerne mit Dir unternehmen würde
☐ Wovon ich träume

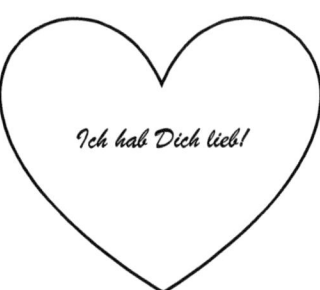

Ich hab Dich lieb!

Mein liebes Enkelkind

25. November

Enkelliebe ist keine Selbstverständlichkeit, wir können sie nicht fordern, nur fördern.

☐ Was ich Dir gerne erzählen würde
☐ Was ich Dir gerne zeigen würde
☐ Was ich Dir gerne kochen/backen würde
☐ Was ich gerne mit Dir unternehmen würde
☐ Wovon ich träume

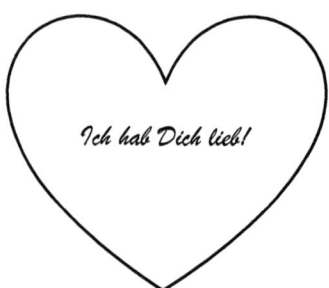

Mein liebes Enkelkind

26. November

Mischen Sie sich nicht in die Erziehung der Enkel, den Stress überlassen Sie den dafür Zuständigen, den Enkeleltern.

☐ Was ich Dir gerne erzählen würde
☐ Was ich Dir gerne zeigen würde
☐ Was ich Dir gerne kochen/backen würde
☐ Was ich gerne mit Dir unternehmen würde
☐ Wovon ich träume

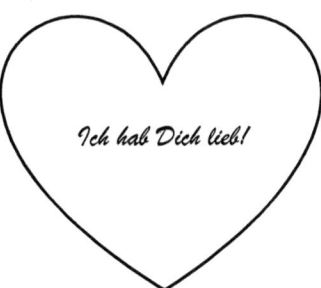

Mein liebes Enkelkind

27. November

Sich zu verändern macht dann Freude, wenn unsere Lebensqualität dadurch steigt.

☐ Was ich Dir gerne erzählen würde
☐ Was ich Dir gerne zeigen würde
☐ Was ich Dir gerne kochen/backen würde
☐ Was ich gerne mit Dir unternehmen würde
☐ Wovon ich träume

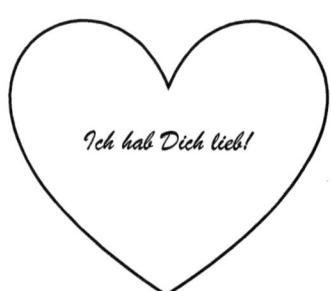

Mein liebes Enkelkind

28. November

Enkel sind wie eine Frischzellenkur für uns.

☐ Was ich Dir gerne erzählen würde
☐ Was ich Dir gerne zeigen würde
☐ Was ich Dir gerne kochen/backen würde
☐ Was ich gerne mit Dir unternehmen würde
☐ Wovon ich träume

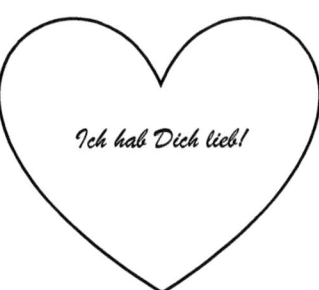

Ich hab Dich lieb!

Mein liebes Enkelkind

29. November

Für die Enkel geht es zur Not ohne uns. Ob es umgekehrt auch stimmt, können nur Sie beurteilen.

☐ Was ich Dir gerne erzählen würde
☐ Was ich Dir gerne zeigen würde
☐ Was ich Dir gerne kochen/backen würde
☐ Was ich gerne mit Dir unternehmen würde
☐ Wovon ich träume

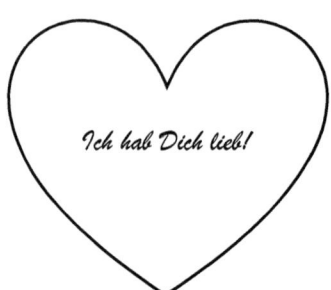

Mein liebes Enkelkind

30. November

Frisuren, Klamotten, Musikgeschmack, Computer, Handys – alles Gründe, mit den Enkeln in Streit zu geraten, oder auch nicht.

☐ Was ich Dir gerne erzählen würde
☐ Was ich Dir gerne zeigen würde
☐ Was ich Dir gerne kochen/backen würde
☐ Was ich gerne mit Dir unternehmen würde
☐ Wovon ich träume

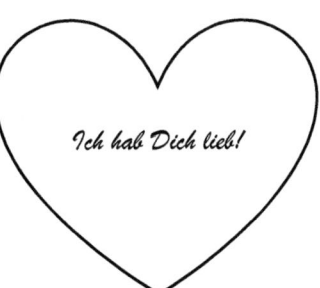

Ich hab Dich lieb!

Mein liebes Enkelkind

1. Dezember

Adventszeit zur besinnlichen Zeit zu machen wäre jetzt unsere Aufgabe.

☐ Was ich Dir gerne erzählen würde
☐ Was ich Dir gerne zeigen würde
☐ Was ich Dir gerne kochen/backen würde
☐ Was ich gerne mit Dir unternehmen würde
☐ Wovon ich träume

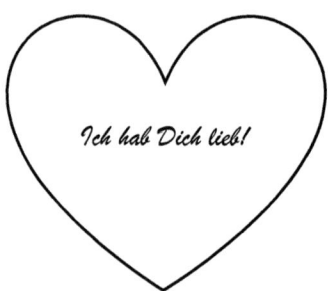

Ich hab Dich lieb!

Mein liebes Enkelkind

2. Dezember

Auch wir brauchen Zeiten der Stille, sonst erschöpfen unsere Kraftreserven.

☐ Was ich Dir gerne erzählen würde
☐ Was ich Dir gerne zeigen würde
☐ Was ich Dir gerne kochen/backen würde
☐ Was ich gerne mit Dir unternehmen würde
☐ Wovon ich träume

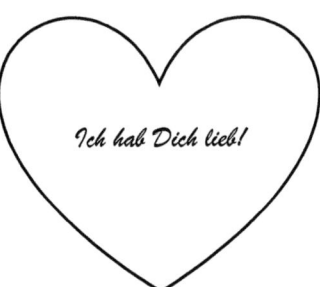

Mein liebes Enkelkind

3. Dezember

Fröhliche Weihnachten überall? Aber doch wenigstens dort, wo wir sind, oder?

☐ Was ich Dir gerne erzählen würde
☐ Was ich Dir gerne zeigen würde
☐ Was ich Dir gerne kochen/backen würde
☐ Was ich gerne mit Dir unternehmen würde
☐ Wovon ich träume

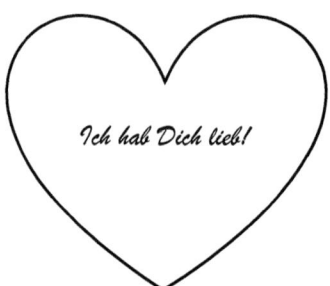

Ich hab Dich lieb!

Mein liebes Enkelkind

4. Dezember

Befreien Sie die Adventszeit von allem überflüssigen Konsum. Lassen Sie die Enkel stattdessen teilhaben an dem, was wirklich zählt: Familie, Miteinander, Herzenswärme.

- ☐ Was ich Dir gerne erzählen würde
- ☐ Was ich Dir gerne zeigen würde
- ☐ Was ich Dir gerne kochen/backen würde
- ☐ Was ich gerne mit Dir unternehmen würde
- ☐ Wovon ich träume

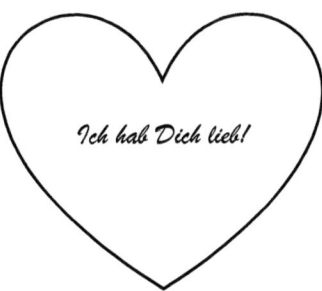

Ich hab Dich lieb!

Mein liebes Enkelkind

5. Dezember

Wir dürfen Hoffnung und Beständigkeit verbreiten.

☐ Was ich Dir gerne erzählen würde
☐ Was ich Dir gerne zeigen würde
☐ Was ich Dir gerne kochen/backen würde
☐ Was ich gerne mit Dir unternehmen würde
☐ Wovon ich träume

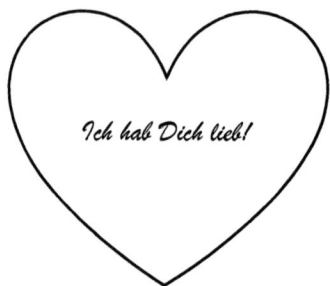

Ich hab Dich lieb!

Mein liebes Enkelkind

6. Dezember

Nikolaus von Myra, auf den der Nikolaustag zurückgeht, werden viele Wunder angedichtet, wir vollbringen auch eines, wenn wir unsere Familie zusammenhalten.

☐ Was ich Dir gerne erzählen würde
☐ Was ich Dir gerne zeigen würde
☐ Was ich Dir gerne kochen/backen würde
☐ Was ich gerne mit Dir unternehmen würde
☐ Wovon ich träume

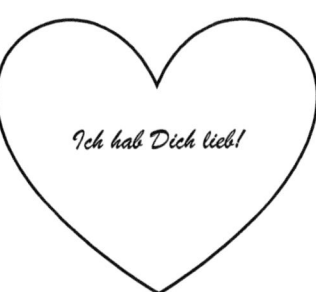

Ich hab Dich lieb!

Mein liebes Enkelkind

7. Dezember

Arm zu sein ist keine Kunst, man ist es oder auch nicht. Der Weihnachtsgedanke geht davon aus, dass einer arm wurde, obwohl er reich war. Das sollte uns zu denken geben.

☐ Was ich Dir gerne erzählen würde
☐ Was ich Dir gerne zeigen würde
☐ Was ich Dir gerne kochen/backen würde
☐ Was ich gerne mit Dir unternehmen würde
☐ Wovon ich träume

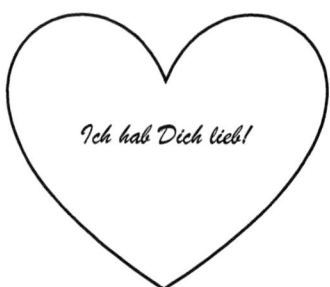

Mein liebes Enkelkind

8. Dezember

Nutzen wir die Vorweihnachtszeit nicht zur Erpressung unserer Enkel: Wenn du dein Zimmer aufräumst, dann... wenn du dich in der Schule besserst, dann...

☐ Was ich Dir gerne erzählen würde
☐ Was ich Dir gerne zeigen würde
☐ Was ich Dir gerne kochen/backen würde
☐ Was ich gerne mit Dir unternehmen würde
☐ Wovon ich träume

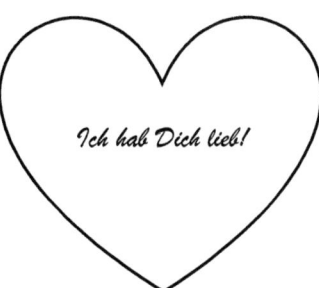

Mein liebes Enkelkind

9. Dezember

Heimlichkeiten sind eine schöne Seite der Adventszeit

☐ Was ich Dir gerne erzählen würde
☐ Was ich Dir gerne zeigen würde
☐ Was ich Dir gerne kochen/backen würde
☐ Was ich gerne mit Dir unternehmen würde
☐ Wovon ich träume

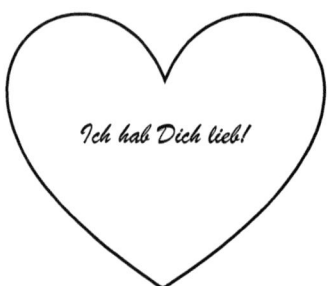

Mein liebes Enkelkind

10. Dezember

Plätzchenduft und Weihnachtszeit – vielleicht denken Sie dabei auch an die eigene Kindheit.

☐ Was ich Dir gerne erzählen würde
☐ Was ich Dir gerne zeigen würde
☐ Was ich Dir gerne kochen/backen würde
☐ Was ich gerne mit Dir unternehmen würde
☐ Wovon ich träume

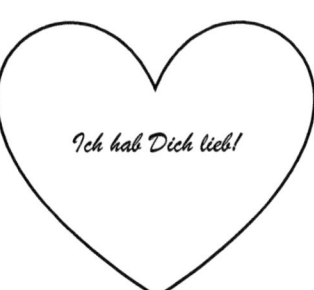

Ich hab Dich lieb!

Mein liebes Enkelkind

11. Dezember

Ein Weihnachtsmarktbesuch gehört eigentlich zum »Pflichtprogramm« in der Adventszeit.

☐ Was ich Dir gerne erzählen würde
☐ Was ich Dir gerne zeigen würde
☐ Was ich Dir gerne kochen/backen würde
☐ Was ich gerne mit Dir unternehmen würde
☐ Wovon ich träume

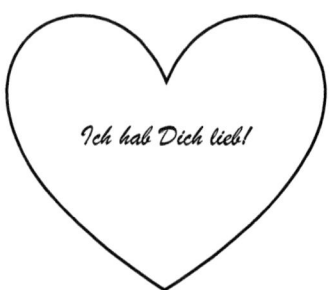

Ich hab Dich lieb!

Mein liebes Enkelkind

12. Dezember

Enkel etwas Mitmenschlichkeit zu lehren, indem wir spenden oder Pakete für Bedürftige packen gehört auch zur Adventszeit.

- ☐ Was ich Dir gerne erzählen würde
- ☐ Was ich Dir gerne zeigen würde
- ☐ Was ich Dir gerne kochen/backen würde
- ☐ Was ich gerne mit Dir unternehmen würde
- ☐ Wovon ich träume

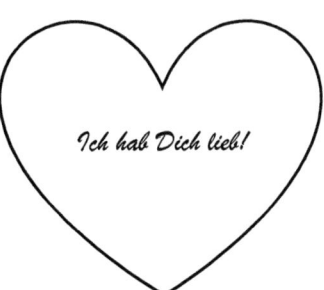

Ich hab Dich lieb!

Mein liebes Enkelkind

13. Dezember

Sie haben genug von dem ganzen Weihnachtskommerz? Dann machen Sie Ihre vier Wände zum Hort von Geborgenheit, sitzen Sie mit den Enkeln bei Kerzenschein, lesen Sie vor und singen Sie miteinander.

☐ Was ich Dir gerne erzählen würde
☐ Was ich Dir gerne zeigen würde
☐ Was ich Dir gerne kochen/backen würde
☐ Was ich gerne mit Dir unternehmen würde
☐ Wovon ich träume

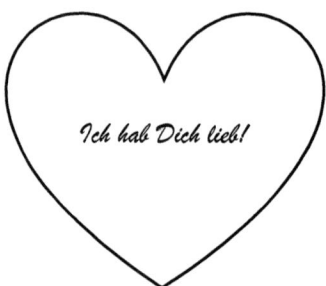

Ich hab Dich lieb!

Mein liebes Enkelkind

14. Dezember

Die Formel, je größer die Geschenke, desto harmonischer das Fest geht nicht auf.

☐ Was ich Dir gerne erzählen würde
☐ Was ich Dir gerne zeigen würde
☐ Was ich Dir gerne kochen/backen würde
☐ Was ich gerne mit Dir unternehmen würde
☐ Wovon ich träume

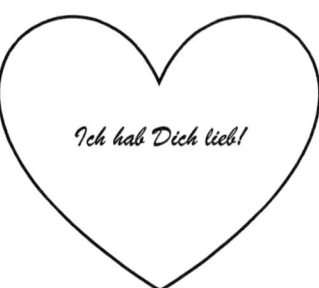

Mein liebes Enkelkind

15. Dezember

Ein harmonisches Weihnachtsfest ist immer das Ergebnis eines auch sonst gelungenen Miteinanders.

☐ Was ich Dir gerne erzählen würde
☐ Was ich Dir gerne zeigen würde
☐ Was ich Dir gerne kochen/backen würde
☐ Was ich gerne mit Dir unternehmen würde
☐ Wovon ich träume

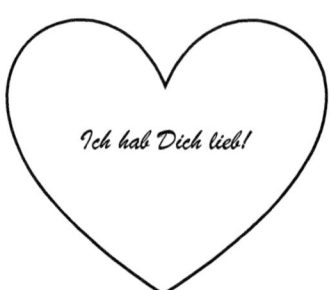

Ich hab Dich lieb!

Mein liebes Enkelkind

16. Dezember

Früher mussten Kinder »schön artig« sein, damit der Weihnachtsmann etwas brachte. Gut, dass diese Zeiten vorbei sind – hoffentlich!

☐ Was ich Dir gerne erzählen würde
☐ Was ich Dir gerne zeigen würde
☐ Was ich Dir gerne kochen/backen würde
☐ Was ich gerne mit Dir unternehmen würde
☐ Wovon ich träume

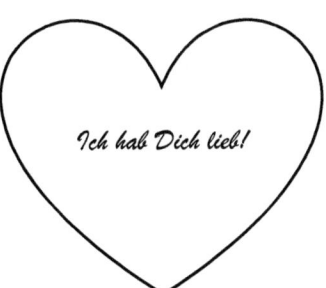

Ich hab Dich lieb!

Mein liebes Enkelkind

17. Dezember

Sich mitverantwortlich zu fühlen, dass Weihnachten für alle in der Familie ein richtiges Fest wird, bedeutet nicht, dass sich alle ausschließlich nach uns richten müssen.

☐ Was ich Dir gerne erzählen würde
☐ Was ich Dir gerne zeigen würde
☐ Was ich Dir gerne kochen/backen würde
☐ Was ich gerne mit Dir unternehmen würde
☐ Wovon ich träume

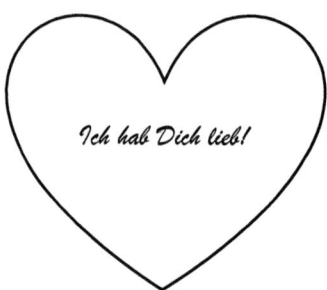

Mein liebes Enkelkind

18. Dezember

Adventszeit ist immer auch mit Hoffnung verbunden.

☐ Was ich Dir gerne erzählen würde
☐ Was ich Dir gerne zeigen würde
☐ Was ich Dir gerne kochen/backen würde
☐ Was ich gerne mit Dir unternehmen würde
☐ Wovon ich träume

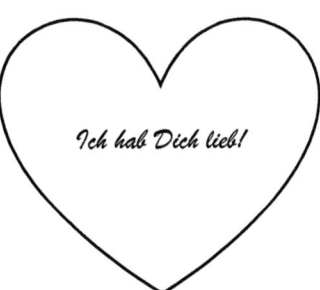

Ich hab Dich lieb!

Mein liebes Enkelkind

19. Dezember

Im Gegensatz zu Kaufhäusern besteht unser Gewinn nicht in Euro, sondern in Enkeln.
Damit haben wir in die Zukunft investiert-nicht nur an Weihnachten.

☐ Was ich Dir gerne erzählen würde
☐ Was ich Dir gerne zeigen würde
☐ Was ich Dir gerne kochen/backen würde
☐ Was ich gerne mit Dir unternehmen würde
☐ Wovon ich träume

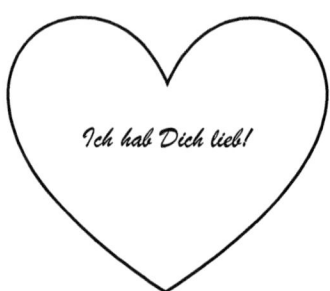

Mein liebes Enkelkind

20. Dezember

»Mitten im kalten Winter« singen wir. Weihnachten ist auch dafür da, »vereiste« Beziehungen aufzutauen.

☐ Was ich Dir gerne erzählen würde
☐ Was ich Dir gerne zeigen würde
☐ Was ich Dir gerne kochen/backen würde
☐ Was ich gerne mit Dir unternehmen würde
☐ Wovon ich träume

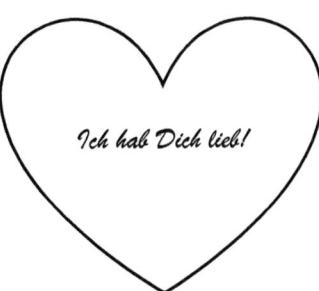

Ich hab Dich lieb!

Mein liebes Enkelkind

21. Dezember

Damit die Vorfreude nicht durch den Weihnachtsstress gefressen wird, müssen wir sie hegen und pflegen. Am besten zusammen mit den Enkeln.

☐ Was ich Dir gerne erzählen würde
☐ Was ich Dir gerne zeigen würde
☐ Was ich Dir gerne kochen/backen würde
☐ Was ich gerne mit Dir unternehmen würde
☐ Wovon ich träume

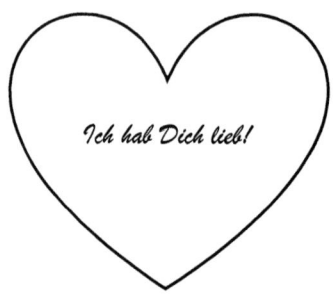

Mein liebes Enkelkind

22. Dezember

Machen Sie Weihnachten auch für sich selbst zu einem Höhepunkt, wälzen Sie die Verantwortung dafür nicht auf Ihre Kinder und Enkel ab.

☐ Was ich Dir gerne erzählen würde
☐ Was ich Dir gerne zeigen würde
☐ Was ich Dir gerne kochen/backen würde
☐ Was ich gerne mit Dir unternehmen würde
☐ Wovon ich träume

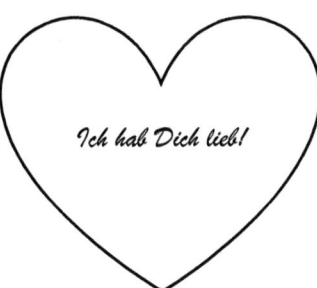

Mein liebes Enkelkind

23. Dezember

Nicht Geschenke kitten zerbrochene Beziehungen, sondern Verzeihen und einander annehmen, so, wie man ist.

☐ Was ich Dir gerne erzählen würde
☐ Was ich Dir gerne zeigen würde
☐ Was ich Dir gerne kochen/backen würde
☐ Was ich gerne mit Dir unternehmen würde
☐ Wovon ich träume

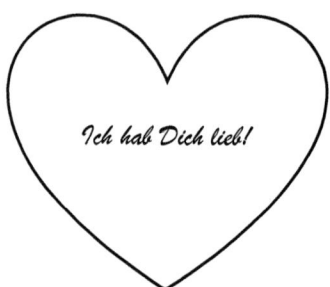

Mein liebes Enkelkind

24. Dezember

Unsere Erwartungen an das Weihnachtsfest werden sich nur so weit erfüllen, wie auch wir bereit sind, uns dafür einzusetzen.

☐ Was ich Dir gerne erzählen würde
☐ Was ich Dir gerne zeigen würde
☐ Was ich Dir gerne kochen/backen würde
☐ Was ich gerne mit Dir unternehmen würde
☐ Wovon ich träume

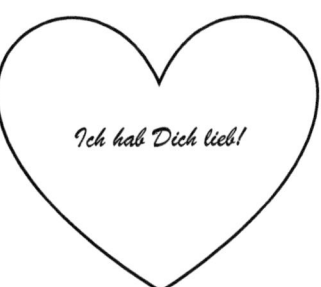

Ich hab Dich lieb!

Mein liebes Enkelkind

25. Dezember

Wer Weihnachten in Familie feiern darf, hat das größte aller Geschenke.

☐ Was ich Dir gerne erzählen würde
☐ Was ich Dir gerne zeigen würde
☐ Was ich Dir gerne kochen/backen würde
☐ Was ich gerne mit Dir unternehmen würde
☐ Wovon ich träume

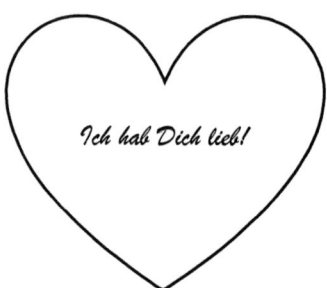

Mein liebes Enkelkind

26. Dezember

Wenn wir heute sagen, schade, dass Weihnachten schon fast wieder rum ist und nicht: gut, dass es bald vorbei ist, haben wir alles richtig gemacht.

☐ Was ich Dir gerne erzählen würde
☐ Was ich Dir gerne zeigen würde
☐ Was ich Dir gerne kochen/backen würde
☐ Was ich gerne mit Dir unternehmen würde
☐ Wovon ich träume

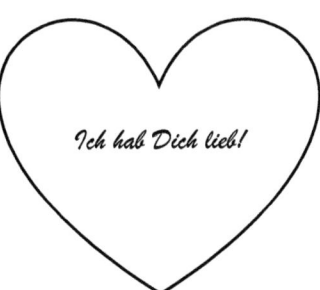

Ich hab Dich lieb!

Mein liebes Enkelkind

27. Dezember

Nehmen Sie noch ein wenig Weihnachtsfreude mit in den Alltag, das gibt Energie.

☐ Was ich Dir gerne erzählen würde
☐ Was ich Dir gerne zeigen würde
☐ Was ich Dir gerne kochen/backen würde
☐ Was ich gerne mit Dir unternehmen würde
☐ Wovon ich träume

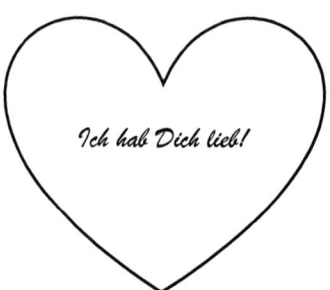

Mein liebes Enkelkind

28. Dezember

Vergessen Sie nicht, die Vögel zu füttern, das macht auch den Enkeln Freude

☐ Was ich Dir gerne erzählen würde
☐ Was ich Dir gerne zeigen würde
☐ Was ich Dir gerne kochen/backen würde
☐ Was ich gerne mit Dir unternehmen würde
☐ Wovon ich träume

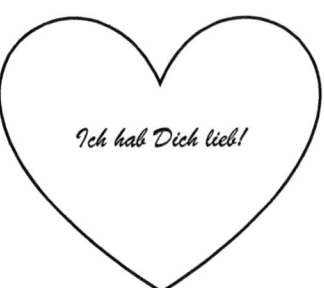

Ich hab Dich lieb!

Mein liebes Enkelkind

29. Dezember

Enkel sind nicht unsere Kopien, sondern Originale und dennoch unser Spiegelbild.

☐ Was ich Dir gerne erzählen würde
☐ Was ich Dir gerne zeigen würde
☐ Was ich Dir gerne kochen/backen würde
☐ Was ich gerne mit Dir unternehmen würde
☐ Wovon ich träume

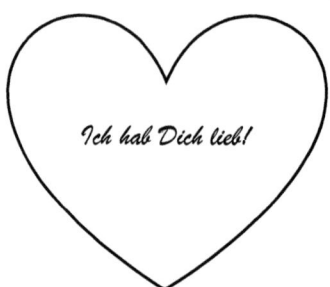

Mein liebes Enkelkind

30. Dezember

Sich um Kinder und Enkel zu sorgen bringt nur dann etwas, wenn wir uns dadurch nicht auf einen Sockel zu stellen versuchen.

☐ Was ich Dir gerne erzählen würde
☐ Was ich Dir gerne zeigen würde
☐ Was ich Dir gerne kochen/backen würde
☐ Was ich gerne mit Dir unternehmen würde
☐ Wovon ich träume

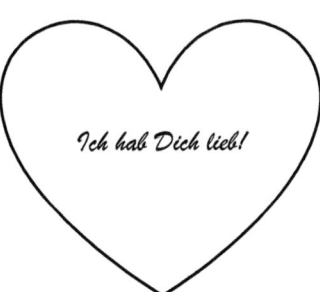

Ich hab Dich lieb!

Mein liebes Enkelkind

31. Dezember

Seien Sie gewiss, Sie werden auch im nächsten Jahr gebraucht. Egal, ob Sie noch jünger sind oder im fortgeschrittenen Alter; Großeltern werden immer wichtiger.

☐ Was ich Dir gerne erzählen würde
☐ Was ich Dir gerne zeigen würde
☐ Was ich Dir gerne kochen/backen würde
☐ Was ich gerne mit Dir unternehmen würde
☐ Wovon ich träume

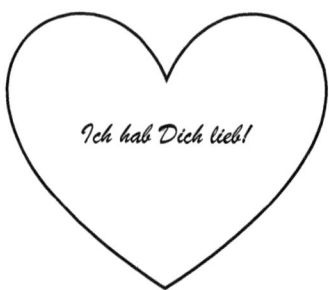

Ich hab Dich lieb!

Zum Schluss

Liebe Großeltern,

mit dieser Anrede posten wir täglich auf unserm Twitter- und dem Facebookaccount einen Ermutigungssatz zur Großelternschaft. Eine Auswahl solcher Sätze, neudeutsch *Postings* genannt, haben wir in diesem Tagebuch für Sie zusammengestellt.

Unter dem Motto »Gemeinsam für die Enkelgeneration« beschäftigen wir uns mit Großelternschaft und allem, was dazu gehört.

Als Edition GroßelternAkademie sind außerdem erschienen:

Typisch Oma, typisch Opa?!
Das ABC für Großeltern
Coole Großeltern

Weitere Informationen über uns und unsere Arbeit finden Sie unter
www.grosselternakademie.de

Die aktuellen Impulse finden Sie täglich unter

Twitter
#grosseltern_ak

Facebook
Grosselternakademie

Videos der GroßelternAkademie bei Youtube
Grosselternakademie

Praxisblog
www.klettenander.wordpress.de

Blog für Großeltern
www.omananne.wordpress.de

Homepage
www.grosselternakademie.de